实用中医适宜技术

主 编

王绍霞　　陈武进

全国百佳图书出版单位

中国中医药出版社

·北 京·

图书在版编目（CIP）数据

实用中医适宜技术 / 王绍霞，陈武进主编 . —北京：
中国中医药出版社，2023.7
ISBN 978-7-5132-8275-8

Ⅰ . ①实… Ⅱ . ①王… ②陈… Ⅲ . ①外治法
Ⅳ . ① R244

中国国家版本馆 CIP 数据核字（2023）第 118916 号

中国中医药出版社出版

北京经济技术开发区科创十三街 31 号院二区 8 号楼
邮政编码 100176
传真 010-64405721
河北品睿印刷有限公司印刷
各地新华书店经销

开本 880×1230 1/32 印张 10.25 插页 3 字数 228 千字
2023 年 7 月第 1 版 2023 年 7 月第 1 次印刷
书号 ISBN 978-7-5132-8275-8

定价 65.00 元
网址 www.cptcm.com

服 务 热 线 010-64405510
购 书 热 线 010-89535836
维 权 打 假 010-64405753

微信服务号 zgzyycbs
微商城网址 https://kdt.im/LIdUGr
官方微博 http://e.weibo.com/cptcm
天猫旗舰店网址 https://zgzyycbs.tmall.com

如有印装质量问题请与本社出版部联系（010-64405510）
版权专有 侵权必究

《实用中医适宜技术》编委会

主　编　王绍霞　陈武进

副主编　（按姓氏笔画排序）

王　峰　王亚娟　王玮祎　王瑞娟

卢丽莎　刘晓莉　何卫东　陈　斌

侯晨昕　黄思齐　崔艳艳

编　委　（按姓氏笔画排序）

王绍勋　冯顺丽　任丽萍　华杭菊

李　丽　陈妹钦　林开敏　林淑馨

贾婉茹　黄　玉　喻仁宇　魏娇娇

绘　图　黄思齐

拍　摄　薛飞凤　张智毅　姬亚明　曾钰惠

序言一

中医学在理论与实践不断发展的同时，积累了许多外治方法，如推拿、针刺、艾灸、熏洗、膏药等。《五十二病方》《黄帝内经》《伤寒论》《太平圣惠方》《备急千金要方》《肘后备急方》等中医经典书籍中就有多处记载。清代医家吴师机长于外治，其在《理瀹骈文》中有"变汤剂为外治，实开后人无限法门"之记载。外治法具有简、便、验、廉等诸多优点，被世代传承和广泛应用。

如何维护发展传统精粹，是留给当代中医人的一张问卷。福建中医药大学附属人民医院王绍霞、陈武进教授团队，是在国内外享有较高声誉的中医外治团队。该团队在前人中医外治经验的基础上，古为今用，守正创新，尤其郑州王氏中医外治学术流派的家传绝技，不仅在常见病如颈肩腰腿痛、失眠、中风后遗症等方面疗效迅速，受到患者的青睐，而且在癌前病变和恶性肿瘤伴随并发症如手术后肠粘连、胃肠瘫痪、尿潴留、尿失禁，以及放疗、化疗所致的恶心呕吐、腹痛腹泻、手足综合征等病症治疗方面独树一帜，效果良好。该团队积极探索并总结数十年的临床经验，编撰成《实用中医适宜技术》一书。

《实用中医适宜技术》从中医适宜技术的历史与分类特点、中医基础知识、临床常用辨证方法、中医适宜技术四方面编写，并附有临证穴位处方与治疗方法，通过中医理论与临床实践的深度融合，图文并茂、通俗易懂地展示了中医外治的发展及临床技法。该书还注重强调中医外治操作技术上的薄弱之处即现代消毒技术规范的重要性，对防止出现交叉感染、有创操作的局部化脓感染，以及使中医外治技术的临床操作更加规范、严谨、科学具有重要意义。

《实用中医适宜技术》是一部在中医理论指导下应用中医外治技术的著作，该书通过对概念阐述、辨证评估，以及每种技术的作用、适应证、操作流程、技术要点、禁忌证等的论述，以期指导医者根据患者不同的病证，临床选择恰当的中医外治方法。为方便读者查询经络与穴位，本书特附人体经穴图折页。

该书的出版发行是我国中医外治领域一件非常有意义的工作，主编王绍霞、陈武进教授索序于余，欣而阅之，深感简、便、验、廉的中医外治法需要大力推广应用，此书出版乃当代中医之幸事，有助于中医外治学术研究、经验传承和技术推广，是西医学习中医和广大中医爱好者的学习佳作，故乐为之序。

李灿东

福建中医药大学校长

全国名中医

岐黄学者

2023 年 2 月

序言二

　　中医外治法可谓历史悠久，早在《五十二病方》记载的283方中就147个外治的方子，涉及多科疾病和10余种外治方法，后世医家不断丰富中医外治的方法与理论，而清代吴师机的《理瀹骈文》则是至清代为止成就最大、最具影响的一部外治专著，因而吴氏也被尊称为"外治宗师"。

　　《实用中医适宜技术》一书本在传承，重在创新。该书的第一篇基本反映了中医外治从萌芽到复兴的全貌，介绍了中医适宜技术的分类和特点。第二篇、第三篇将中医理论体系完整又高度凝练地展现，使人读来便觉"虽治在外，无殊治在内也"，内病外治也反映出中医的整体观念和辨证论治的思想。古代名医扁鹊曾言："人之所病，病疾多；而医之所病，病道少。"中医外治的一大优势就在于其方法众多，副作用少，疗效好，痛苦小，患者容易接受。第四篇不仅有真实的操作照片，还详细记录了常用中医适宜技术的概念、适应证、作用、操作流程、技术要点等。附篇是郑州王氏中医外治学术流派代表性传承人王绍霞教授实践经验的总结，便于医者临床应用，读来顿感中医外治"上可以发泄造化五行之奥蕴，下亦扶危救急层见叠出而不穷"的特色与内涵。

　　该书的出版为中医适宜技术的推广应用提供了简明、翔

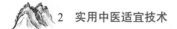

实、图文并茂的学习范例。欣逢大作付梓之际，乐为之序！

河南省中医药学会会长

2023 年 2 月

前　言

　　中医药是中国医药卫生事业的重要组成部分，中医药学不仅是中国古代科学的瑰宝，还是打开中华文明宝库的钥匙。中医药学是真正的天人合一的生命医学，是符合宇宙规律的医学体系，它为中华民族的繁衍生息做出了巨大贡献。为充分发挥中医药在我国医药卫生事业中的作用，近年施行的《中华人民共和国中医药法》和发布的《中共中央 国务院关于促进中医药传承创新发展的意见》中强调完善西医学习中医制度，加强中医药知识产权保护，形成中医优势病种目录，实施中医药特色人才培养工程，开展基层中医药知识技能培训，更好地发挥中医药的特色和优势，推动中医药和西医药相互补充、协调发展。2022 年党的二十大报告指出，要促进中医药传承创新发展，推进健康中国建设。中国与世界卫生组织（WHO）签署的《中华人民共和国政府和世界卫生组织关于"一带一路"卫生领域合作的谅解备忘录》亦强调，传统医学是重点合作领域。另外，在《关于传统医学合作的谅解备忘录》中，其所涉及的内容涵盖标准规范、临床指南、数据整合、资源利用、能力建设等。如今，中医药已传播至 196 个国家和地区，墙内开花，墙外也香，中医药在 21 世纪迎来了真正的春天。

　　中医适宜技术是中医学的重要组成部分，数千年来以简、便、验、廉的特点在防病、治病中发挥了不可替代的作用。本人从医 41 年中的前 36 年在河南省肿瘤医院工作，把祖传的中医适宜技术应用于临床，大多数是用于恶性肿瘤相关病症的治疗，取得了较好的临床疗效，受到了患者的普遍欢迎。2015年，本人主编出版的《肿瘤相关病症中医外治手册》获河南省优秀医学著作殊荣，并得到业内同仁的认可，被很多肿瘤专科同行视为临证治疗可寻找到方法的佳作。自从成为福建中医药大学附属人民医院特聘专家，在这家有着深厚中医底蕴的三级甲等综合医院里，有机会把中医适宜技术更好地传承和应用于常见病、多发病、疑难病症的治疗及亚健康调理，同样取得了满意的疗效。

国家已经为我们指明了大力发展中医药事业，保持和发挥中医药特色和优势，坚持继承和创新相结合，运用现代科学技术，促进中医药理论和实践发展的方向。如何把国家的方针政策落到实处，使中医药得到大力发展和广泛传承？本人在为河南省卫生健康委员会组织的中医适宜技术培训班授课时，经常遇到西医学习中医的医护人员，他们有着对中医适宜技术浓厚的学习兴趣，但苦于没有既规范又简便易学，学后即可应用的学习资料。大多数基层中医从业人员，消毒隔离技术观念淡薄甚至缺失，中医适宜技术普及中存在的短板需要我们去补齐。作为河南省卫生健康委员会中医适宜技术推广培训专家、福建省中医药龙头单位福建中医药大学附属人民医院特聘专家、福建省中医药学会外治法分会主任委员、郑州王氏中医外治学术流派代表性传承人，本人有 40 余年在三级甲等医院的临床工作经验，故义不容辞地担当起领衔补齐中医适宜技术的短板，传承推广、规范操作，普及消毒隔离技术，防止医源性感染之责。为了让更多的医护同仁学习中医、应用中医，将传统中医学、郑州王氏家传中医外治绝技和团队多年的临床经验传承守正、发扬光大，我们用了2年多的时间，完成了《实用中医适宜技术》一书。

在编写过程中，我们努力使该书具有简明翔实、图文并茂、通俗易懂、古理今说、临床实用、技术规范的特点，集实用、传承和学术价值于其中，冀其成为西医学习中医和中医爱好者学习中医药基础知识、规范中医适宜技术的简明范本，希望读者通过对书本的学习能够运用中医适宜技术防病治病、养生保健。值得一提的是，书末所附的人体经穴图是本人在人体解剖学的基础上，参考古今如《明堂针灸图》、中国中医药出版社出版的《国家标准针灸穴位挂图》等多套穴位挂图，结合临床实践中穴位的敏感和效验点绘制而成。我们更希望该书的出版发行能够为推动中医外治学术的繁荣和中医适宜技术事业的进步与规范，实现当代中医人的中医振兴梦出一份绵薄之力，使中医学造福更多的百姓，为"健康中国"乃至"人类卫生健康共同体"的构建增砖添瓦。

在此，谨对河南省卫生系统领导、同仁，以及福建中医药大学附属人民医院各级领导的信任和鼎力支持表示衷心的感谢！由于编写团队水平所限，加之图片拍摄角度和手工绘制图等因素，误差、疏漏之处在所难免，敬请专家、同仁不吝赐教。

王绍霞

2023 年 1 月

目 录

附 篇 临证穴位处方与治疗方法

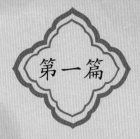

第一篇

中医适宜技术的
历史与分类特点

第一章

中医适宜技术的发展历史

中医适宜技术有几千年的发展历史，是中医学宝库中的一个重要组成部分。它是指在中医理论的指导下，除口服药物以外的施于体表或从体外施治的中医外治方法，包括药物、手法和器械施于体表或从孔窍施治。其形式多样，应用广泛，历史悠久，经过历代医家的发展和创新，取得了巨大的成就，与内治法可谓是珠联璧合，殊途同归。为提高中医药应用、降低医疗支出、推进全民健康，自2006年起，国家中医药管理局陆续制定了多项计划，鼓励各级中医院大力推广中医适宜技术。

第一节　中医适宜技术萌芽期
（远古—春秋）

中医适宜技术的历史源远流长，它是中医药学重要的组成部分。中医外治疗法在远古时期就已经产生。远古时代，人兽杂处，人类的生活环境极为艰苦险恶，随时可能遭受猛兽、蛇蝎的伤害；氏族公社时期，家族械斗、部落群殴及生产劳动中易发生跌打损伤，因此外伤较为常见。古人有意或无意在负伤处用手压迫、抚摸，逐步发现压迫可以止血，按摩可以使疼痛减轻，这是最早的止血法和按摩术。用草茎、树皮裹伤，烧石温熨，砭石放血，就是使用药物、器械外治法的起源。

公元前1300年的甲骨文《殷墟卜辞》中就有大量关于外治法的记载，其中针刺治病2条，艾灸治病5条，按摩治病5条，拔牙止痛4条，接骨复位1条，药物外治5条。由此可见，当时针灸、按摩及用手法祛病疗疾的中医外治方法，已经被先民广泛用于防病治病。《周礼·天官》记载，疡医"掌肿疡、溃疡、金疡、折疡、之祝，药、劀、杀之齐。凡疗疡，以五毒攻之"。可以看出当时已用外敷和腐蚀性药物来治疗疾病。《山海经》也有"熏草……佩之可以已疠""医源于砭"的记载。这一时期可谓外治法的萌芽期。

第二节　中医适宜技术形成期
（战国—三国）

长沙马王堆汉墓出土的帛书《五十二病方》，是我国目前发现的最早的临证医方专著，全书共载283方，其中外治者147方，外治方法有熨、熏、药浴、涂、敷、砭法、角法、手术、按摩及佩戴香囊等10余种，真实地反映了西汉初期中医外治发展的情况。著名医家扁鹊运用针、熨的中医外治方法，成功救治了虢太子的"尸厥"证；华佗采用"麻沸散"实施腹部外科手术，因此开创了全身麻醉手术的先河。

《灵枢·经筋》记载"治之以马膏，膏其急者；以白酒和桂以涂其缓者"，被誉为膏药之始，开创了现代膏药之先河。《灵枢·四时气》记载了腹腔穿刺放液术。《灵枢·痈疽》记载："发于腋下赤坚者，名曰米疽。治之以砭石，欲细而长，疏砭之，涂以豕膏……"文中的"豕膏"即是用猪油调制而成的外用软膏剂。

东汉时期医圣张仲景在《伤寒杂病论》中记载了塞鼻、灌耳、舌下含药、润导、浸足、坐药、扑法、洗法、点药、烙法、头风摩顶法，以及救治自缢者类似现代的人工呼吸法等10余种外治方法，其中多种方法在此前古籍中未见记载，如应用通便的栓剂和治妇女阴中生疮的阴道洗滴剂，以及服用大青龙汤出汗过多的温粉扑法。《伤寒杂病论》丰富和发展了中医外治法的内容，且所列举的诸多方法，有理、有法、有方、有药还有证，被吴师机誉为"外治之祖"。

第三节　中医适宜技术发展期
（晋、唐—宋、元）

东晋著名医药学家葛洪所著的《肘后备急方》偏重于临床急救，其中医外治法的内容占全书的1/3之多。该书共有29篇论述灸法，多见于急症救治，其中救卒病篇有22篇，包括灸法条文82条，占全书灸法条文的78%，其所治的急症包括卒死、尸厥、卒心腹痛、卒霍乱吐泻、卒发癫狂、卒中风、卒腰胁痛、卒阴肿痛、卒为狂犬所咬、卒短气及卒中虫毒等20余种，涉及内、外、男科等诸多疾病。该书有时还将灸方列于首位，如"治卒中五尸方"一节中，就将"灸乳后三寸十四壮""灸心下三寸六十壮""灸乳下一寸"和"灸指下际数壮"一并列于诸方之前。又如"救卒客忤死方""治卒得鬼击方"及"治卒为猘犬所咬毒方"中，也分别将"灸鼻人中三十壮""灸鼻下人中一壮"和"先嗍却恶血，灸疮中十壮"等列于诸方之前。《肘后备急方》还是我国记载隔物灸法的最早文献，书中记载了隔蒜灸、隔盐灸、隔瓦甑灸、隔椒面饼灸等隔物灸法。其中隔蒜灸运用最多，如："灸肿令消法：取独颗蒜横截厚一分，安肿头上，炷如梧桐子大，灸蒜上百壮，不觉消，数数灸，唯多为善，勿令大热，但觉痛即擎起蒜，蒜焦更换用新者，不用灸损皮肉，如有体干，不须灸。"该书还记载了其他外治方法，如救卒死者用"半夏末如豆大，吹鼻中"；治卒中五尸，以商陆根"熬，以囊贮，更番熨之"等。《肘后备急方》中"令爪其病患人中取醒"以治卒中的方法和用生地黄或栝楼根捣烂外敷治伤，至今仍被群众掌握应用。

南北朝龚庆宣所著的《刘涓子鬼遗方》，是我国现存最早的一部创伤外科专著，记载了脓肿时切开排脓和用水银治疗皮肤病等经验。隋代巢元方的《诸病源候论·金疮肠断候》中记载了"肠腹䏶"（网膜）脱出，先用丝线结扎血管，然后再截除的方法，以及"肠两头见者，可速续之。先以针缕如法，连续断肠，便取鸡血涂其际，勿令气泄，即推内之"的肠吻合术。由上可知，隋代创伤、急救术已具有较高水平。

唐代孙思邈的《备急千金要方》，全书共30卷，其中将外治法列入每卷之后或列于某病内治法后进行专门介绍的就有23卷。书中首论妇科诊治在卷二、卷三出现了57首外治方药、11种外治方法，丰富了妇科疾病的治疗内容；卷五少小婴孺篇中有190余首外治方药，采用了22种外治方法，给小儿的疾病治疗提供了有效的给药途径。据不完全统计，《备急千金要方》全书计有50余种外治方法，涉及内、妇、儿、五官、皮肤科及备急的各种病证。

隋唐时期刊于846年前后蔺道人的《仙授理伤续断秘方》伤科专著，首论整骨手法的14个步骤和方剂，次论伤损的治法及方剂，书中记述了关节脱臼、跌打损伤、止血以及手术复位、牵引、扩创、填塞、缝合手术操作等内容。唐"太医署"设立了按摩专科和耳目口齿专业。眼科已开展割除赘疣胬肉、拔治倒睫、针拨内障等手术；齿科已发明了以锡为主体的汞合金作为牙齿修复的填充材料。

宋金元时期，中国社会战乱不断。宋代政府重视医学，成立了校正医书局，为中医学的传承做出了巨大贡献。这一时期创伤医学和法医学的发展，使外治法的应用范围再一次得到延伸。本阶段药物外治疗法的代表论述存在于《太平圣惠方》《魏氏家藏方》和《洗冤集录》中。《太平圣惠方》发展了药纴技术，认为"脓成，即当弃药从针烙也"，并强调"即须散烙数处，并令透则气疏达，脓水易出……实者捻发为纴，虚者以纸为纴，涂引脓膏药纴之"。《太平圣惠方》还记有烙脐4方，药物外治疗法已应用到对新生儿断脐处理领域。《魏氏家液方》记载了枯痔散法，至今得到广泛应用。《洗冤集录》记载了葱白炒热敷伤处的止痛法；用半夏末、皂角末吹鼻或生姜汁、韭汁灌服，灸肚脐或酒调苏合香丸灌治"五绝及堕、打、卒死"者的急救技术及开放性创口的治疗方法。

第四节　中医适宜技术鼎盛期
（明—清）

明代医家已将中医外治法应用于临床各科数百种病证的治疗，明代的外科有明显的新进展，陈实功的《外科正宗》是此时期的代表作。全书论及外科各种常见疾病100多种，并选入很多由唐代至明代以来的外敷方剂，内容十分丰富。陈实功对脓肿的治疗，强调要"开户逐贼"，运用刀、针扩创引流，或采用腐蚀药物清除坏死组织。他敢于创新，书中记载了截肢术、下颌骨脱臼整复法、咽喉和食管内铁针取出术、痔瘘的治疗和挂线疗法、息肉摘除术、气管缝合术、火针治瘰疬法等，均具有极高的临床应用价值。

明代伟大的医药学家李时珍的《本草纲目》是一部内容丰富、影响深远的医药学巨著，不仅辑录了大量古代文献，而且外治主药也占了很大比重。在"百病主治药"所列的各种病证中，经初步统计，其外治方法就有80余种，除皮肤科、外（伤）科外，其余各科还约有600余首方药。书中记载了不少穴位敷药疗法，使药物外治法与经络腧穴相结合，提高了临床疗效。该书还对蜡疗进行了记载："……用蜡二斤，盐半斤相和，于锧罗中熔令相入，捏作一兜鍪，势可合脑大小，守头至额，其痛立止也。"蜡疗至今仍被医疗和美容机构广泛采用。

明代医家张介宾（景岳）在《景岳全书·积聚》中云："凡坚硬之积，必在肠胃之外、募原之间，原非药力所能猝至，宜用阿魏膏、琥珀膏，或水红花膏、三圣膏之类以攻其外……"张景岳已经认识到对于肿瘤，内用药常常"非药力所能猝至"，需借助外治法以达病所，获得疗效。《景岳全书》记载："终始篇曰：刺诸痛者，其脉皆实。故曰：从腰以上者，手太阴阳明皆主之；从腰以下者，足太阴阳明皆主之。病在上者下取之，病在下者高取之，病在头者取之足，病在腰者取之腘。病痛者阴也，痛而以手按之不得者阴也，深刺之。病在上者阳也，病在下者阴也。痒者阳也，浅刺之。"

明代杨继洲的《针灸大成》是一部内容丰富、方便实用的医学著作，对临床有极高的价值。书中介绍了359个穴位（单穴 51 个，双穴 308 个）及其所治疗的相关疾病，论述了全身经穴、制针方法、针刺补泻手法、治症总要等，此外还引有历代医家编的针灸歌赋，以及自己的医学案例。书中绘制有"阳掌八卦图"和"阴掌八卦图"，其将掌心、手背按八卦易理分成"九宫八卦图"与人体的五脏六腑相联系，是临床诊治疾病很有价值的参考图例。他还将针法的基本操作步骤总结为"十二针法"，并编成歌诀："总歌曰：针法玄机口诀多，手法虽多亦不过，切穴持针温口内，进针循摄退针搓，指捻泻气针留豆，摇令穴大拔如梭，医师穴法叮咛说，记此便为十二歌。"同时他又把进针时的一些基本操作归纳为"下手八法"，即揣、爪、搓、弹、摇、扪、循、捻。值得一提的是《针灸大成》第十卷所附的"四明陈氏小儿按摩经"，书中专门介绍了用于防治小儿病证的特定推拿手法，为针灸医籍中所少见。清代著名医药学家赵学敏将铃医赵柏云的经验汇集、整理成《串雅内外编》，使在民间流传简、便、廉、验的外治法登上了大雅之堂。书中五倍子研末敷脐止盗汗、吴茱萸末敷贴足心医治咽喉肿痛等，至今仍为临床医生所采用。清代鲍相璈汇编的《验方新编》按人体从头到足的顺序分部，内容包括内、外、妇、儿、五官、针灸、骨伤等科的医疗、预防、保健的方药与论述，以及怪症奇病的内外治法、方药、辟毒、去污杂法。特别是痧证专篇，详述痧证种类、兼症的外治法，尤精于民间的刮痧疗法；骨伤跌打损伤专卷，精论了骨伤的检查诊断、整骨接骨、夹缚手法及民间手术。该书具有"亦精亦博，既简既便，病者可按部稽症，按症投剂，犹如磁石取铁"之功，而得到名人学者的赞誉，并在民间广为流传。清代著名的外治法专著，程鹏程纂辑的《急救广生集》（又名《得生堂外治秘方》），将外治方 1500 余首进行分门别类，汇纂成编，集为 10 卷。其内容总括了清嘉庆以前历代医家行之有效的外治经验，是一部极为丰富的外治法宝贵史料。其原为救急而作，所载方药具有简、便、验、廉的特点。书中所用的外治疗法包括涂、针、灸、砭、镰、浸洗、熨搨、蒸提、按摩等多种方法，几乎集外治之大全，其中许多方法沿用至今，确有疗效。该书在治则上采用同病异治、异病同治的理论，是研究、应用外治法之重要著作。

　　清代医家吴师机所著的《理瀹骈文》，是清代成就最大、最具影响的一部外治专著，于 1864 年刊行。该书原名《外治医说》，作者取"医者理也，药者瀹也"之意，又因正文是以"骈体文"写成，故刊出时，改名《理瀹骈文》。书中除收集近百种外治方法外，重点介绍他用膏药治病的经验。其云："余初亦未敢谓外治必能得效，逮亲验万人，始知膏药治病无殊汤药，用之得法，其响立应。"作者不仅系统整理和总结了千余年来的外治经验，并从理论上进行了探讨。他强调外治法同样要贯彻中医的整体观念和辨证施治的原则。吴师机认为："凡病多从外入，故医有外治法。经文内取、外取并列，未尝教人专用内治也。""外治必如内治者，先求其本。本者何也？明阴阳，识脏腑也……通彻之后，诸书皆无形而有用，操纵变化自我。虽治在外，无殊治在内也。外治之学，所以颠扑不破者此也；所以与内治并行，而能补内治之不及者此也。"他又说："外治之理即内治之理，外治之药亦即内治之药，所异者法耳。医理药性无二，而法则神奇变幻。"这些精辟的论述，有效地指引着临床运用外治法治疗内病的方向。此外，他还将众多的外治方法，归纳为嚏、填、坐三法，创立了表、里和半表半里

"三焦分治"的外治体系。他临证善用敷、熨、熏、擦等各种外治方法治疗多种疑难病证，尤其是癥瘕、痈疽等类似现代肿瘤的病证。这是一本独具一格的中医文献，对外治法的继承发展有较大影响，后人将其誉为"外治之宗"。

《急救广生集》和《理瀹骈文》两部外治法专著的问世，标志着外治法已进入一个鼎盛时期。

第五节　中医适宜技术创新融合期
（新中国成立以后）

新中国成立70余年来，中医外治法以前所未有的速度进行创新融合、开拓发展，从理论到临床均得到了全面复兴。在党和政府的正确领导下，中医工作得到应有的重视，中医外治法也得到广泛应用和较快发展，反映中医外治的理论与临床研究不断深入，与此同时，我国民族医药中的外治法也得到整理、开发和应用。在中医理论的指导下，中医外治法所治之病种也在不断扩大，在临床应用上，外治法所治病种涉及内、外、妇、儿、皮肤、五官等科，防治咳喘的"冬病夏治"在全国乃至许多国家开展，以贴脐治疗小儿腹泻及推拿治疗小儿脾胃虚弱、纳差厌食的方法也得到了广泛应用。治疗阳虚证畏寒怕冷，女性更年期综合征，以及小儿肺炎啰音不消等均有了相应的外治方法。外治法不仅可以应用于慢性病、常见病、多发病，而且对危重急症的治疗也有良好疗效。

中医外治法在肿瘤相关病症以及癌前病变的治疗方面也取得了较好的疗效，如应用艾盒灸治疗乳腺癌等体表肿瘤、创面经久不愈合等；耳穴压豆防治失眠、焦虑、预期性胃肠道反应等心因性疾病；刺络放血和火针治疗难治性高热；河南中医药大学针灸推拿学院黄喜梅教授应用督脉灸、经穴灸、穴位注射治疗恶性肿瘤患者放疗、化疗所致的白细胞减少；黄金昶教授应用火针疗法治疗低位直肠癌；本书主编之一王绍霞首创"井泉疗法"治疗中晚期癌症患者水停症；麻疼散中药泡洗治疗化疗所致的手足麻木、疼痛等症状的手足综合征；眼针加温针灸治疗术后胃肠瘫痪、肠粘连、尿闭、尿失禁等并发症；穴位埋线、灌肠等外治法治疗慢性肠炎、溃疡性结肠炎、克罗恩病、慢性萎缩性胃炎；中药外敷治疗外阴黏膜白斑等癌前病变等。中医适宜技术与现代物理科技相结合的外治产品更是日新月异，如超声药物透入疗法，超声雾化吸入法，经皮离子导入，磁疗，低频、中频经穴疗法，针刺后连接电针治疗仪的电刺激毫针治疗法，西药的穴位注射疗法，蜂针穴位疗法，发挥现代物理作用、西药药理作用、蜜蜂生物特性。这些方法在有机地融合声、光、电、磁能量的同时，均突显中医外治法的特点，达到了物理、药理、生物特性等和经穴的治疗叠加作用，以促进药物、能量由外而内直达病所，提高了外治法的疗效。中医外治法还不断应用现代科技成果以及西药，改革传统剂型，开发应用如膜剂、化学热熨剂等新剂型。由橡胶基质加上提炼的中药制成的中药贴膏剂广泛应用，如人们常用的止痛膏药贴；用于恶性肿瘤止疼的吗啡透皮控释外用贴剂，可使药物精准缓慢释放持续 72 小时；鼻喷剂有使用舒适清洁，携带便利等优点；内、外、妇、儿、五官科也多采用雾化吸入、药物灌肠、低频电刺激、离子导入等现代外治方法。

　　目前，中医针灸科学原理、艾滋病治疗、中药活性成分提取及质量检测、中医药新产品研制等已经成为国际科技重大创新的重点领域。据统计，SCI 每年收录的中医药论文多达 8500余篇，这意味着中医药创新竞争力正在不断增强。国内外学者对外治法的作用机制、人体经络的存在与否也进行了较为深入的探索。药物外治作用机制除药物本身作用外，药物通过皮肤和黏膜吸收，可通过经络的传导，从而起到药物和穴位的双重功效，起到调和脏腑阴阳、通利气血、扶正祛邪，提高机体免疫功能，改善血液循环，调节神经、体液及内分泌系统的功能等作用，其深刻的机制有待于进一步探索研究。中医外治法与保健品的结合目前已成为时尚，其内涵不断丰富，如治疗高血压、颈椎病、神经衰弱等病的药枕，以及各种药物背心、肚兜、护肩、护膝、腰带等衣着，从头到足应有尽有，这些产品有的已畅销国外。妇女用的药用卫生巾及治疗口腔疾病的药物牙膏等，这是古代衣冠疗法及闻香治病等外治方法的继承与进一步发展，也是中医外治法朝着现代化、保健化方向发展的又一大特色。

当下，中医药走向世界正当时，中医药的国际发展处于重要战略机遇期，发扬中医药人大医精诚、厚德济生的精神，大力提升中医药走向国际的作用和水平，推动中医药为维护人类健康做出更大贡献，我辈责无旁贷。中医外治法正朝着现代化的道路向前迈进，中医适宜技术以其简、便、验、廉的特点，必将在"健康中国"，为国人乃至世界防病治病方面发挥不可替代的作用。

第二章

中医适宜技术的分类与特点

第一节　中医适宜技术的分类

中医适宜技术经过数千年的历史沉淀，方法繁多，概括起来常用的有以下几类。

一、针法类

"针"是指"针刺"，针法是一种利用各种针具刺激经穴治疗疾病的方法。按针刺的部位分，其有体针、头针、耳针、足针、眼针、脐针等；按采用的针具分，有毫针、梅花针、火针、电针、水针、小针刀、穴位埋藏针、三棱针等。

二、灸法类

灸法是指艾灸的方法，是运用艾绒或在其中加入其他药物制成的艾条、艾炷、艾粒、艾球点燃后直接或间接在体表穴位上熏烤、温熨，借助灸火的热力及药物的作用，通过经络的传导，以起到温通气血、疏通经络、调和阴阳、扶正祛邪、行气活血、祛寒逐湿、消肿散结、回阳救逆等作用，从而防病治病的一种方法。灸法可分为如下四类。

1. 直接灸　又称明灸、着肤灸，是将艾条、艾炷或艾粒直接放置在腧穴皮肤或病变部位上施灸的一种方法。直接灸又分为无瘢痕灸和瘢痕灸。

2. 间接灸　又称隔物灸，是在艾炷和皮肤之间隔某种物品而施灸的一种方法。常用的有隔姜灸、隔盐灸、隔蒜灸、隔药饼灸（如隔附子饼灸）等。

3. 艾条灸　又称艾卷灸，是用棉纸或桑皮纸包裹艾绒，卷成圆柱状的艾卷，将其一端点燃在腧穴皮肤或病变部位上施灸的方法。常用的有温和灸、雀啄灸、回旋灸。

4. 器具灸　是借助艾灸器具进行施灸的方法。常用的有艾盒灸、艾箱灸、艾凳灸、艾床灸等。

艾灸不但可以治疗和预防疾病，而且还能够延年益寿。《扁鹊心书》云："人于无病时，常灸关元、气海、命门、中脘……虽未得长生，亦可保百余年寿矣。"临床证明，艾灸足三里、三阴交、神阙、大椎等穴，可以补益阳气，增强免疫功能。

三、手法类

中医推拿手法的种类很多，有百余种，学派不一，动作不同，这些手法在实际应用中有一定的规律可循，临床常用的大约有 30 余种。由于中医手法的应用不受场地、器具的限制，疗效立竿见影，本书将在第十七章按作用力的方向将推拿手法分为推揉类、按拍类、拿搓类、牵抖类、运动类 5 类，共 26 种手法，分别按手法要领、适用部位、主治病症、功效、举例进行详细的介绍。

运用手法施治要做到持久、有力、均匀、柔和。"持久"是指手法能够持续运用一定时间，保持动作和力量的连贯性。

"有力"是指手法必须具备一定的力量，并根据治疗对象、体质、病证虚实、施治部位和手法性质而变化。"均匀"是指手法动作的节奏、频率、压力大小要一定。"柔和"是指手法动作的轻柔灵活及力量的缓和，不能用滞劲、蛮力或突发暴力，要"轻而不浮，重而不滞"。持久能使手法逐渐深透有力，均匀协调的动作可使手法更趋柔和，而力量与技巧相结合则使手法既有力又柔和，即所谓"刚柔相兼"。在手法的掌握中，力量是基础，手法技巧是关键，两者必须兼有。

四、敷贴类

敷贴疗法是中医学独特的疗法之一，因其适应治疗范围广泛且具有内服或其他治疗方法所达不到的效果和特点，简便易学，作用迅速，容易推广，使用安全，副作用极小，患者易于接受。敷贴疗法，不仅在外科、骨伤科、皮肤科、五官科、肛肠科等疾病的治疗方面突显特色，而且对内科、妇科疾病也有显著疗效，尤对老幼虚弱之体，攻补难施之时，或不肯服药之人，不能服药之症，更有内服法所不具有的诸多优点。其具体有以下七种。

（一）直接敷贴法

直接敷贴法是采用新鲜生药，捣成泥或者切成片而外敷于体表的方法。常用外敷的生鲜药有生地黄、栝楼根、小蓟、芦荟、土豆片、扶桑叶、仙人掌、蒲公英、蟾蜍皮等。该法适用于防治局部炎症、烫伤、疮疖初起，以及静脉给予刺激性强的药物外渗，对局部组织和血管造成强烈刺激引起的局部持续性红肿疼痛者。

（二）膏药外敷

膏药外敷是中医外治法的一大特色，依据制法的不同可分为软膏、硬膏和现代橡胶膏。

1. 软膏　软膏是将药物粉碎为末过筛后，加入醋或酒，入锅加热，熬成的半固体药物制剂，用时摊贴于穴位，定时换药。也可将适量药末加入葱汁、姜汁、蜂蜜、凡士林等调成软膏，摊贴于穴位。软膏的特点：渗透性较强，药物作用迅速，有较好的黏着性和扩展性。

2. 硬膏　硬膏是将药物放入植物油内浸泡1～2日后，加热熬炼，过滤，药油再加热煎熬浓缩至滴液成珠，加入广丹收膏而制成的剂型，用时摊贴于穴位。硬膏的特点：易于保存，载药量高，作用持久，用法简便。

3. 现代橡胶膏　现代橡胶膏是以氧化锌、羊毛脂、乙醇提留制成的膏。其制作可分为药物乙醇提留，基质收膏，滩涂和裁切。现代工艺特点：成本低，效率高，但是载药量低。

膏药外敷法使用方便，临床可根据病情辨证选药，制成膏剂后外敷于肌表特定部位，如病灶对应的体表腧穴、疼痛部位或脏腑体表投影区域。其应用范围较广，尤其在颈、肩、腰、腿痛及慢性病和肿瘤治疗的全过程皆可配合使用。

（三）散剂外敷法

散剂外敷法是穴位敷贴中最基本的剂型，药末可直接敷在穴位上，外侧用纱布、胶布固定，或将药末撒在普通黑膏药中间敷贴穴位。散剂制法简便，可根据辨证选药配方，药物可以随证加减，剂量也可以根据病情变化而改变。该法将药物混合均匀后粉碎成极细的粉末，过80～100目细筛，不仅节省药材，储存运输方便，而且具有稳定性较高的特点。

（四）糊剂外敷法

糊剂外敷法是指将散剂加入赋形剂如酒、醋、姜汁、鸡蛋清等调成糊状敷涂在腧穴或患处的方法。其可外覆盖消毒纱布，用胶布固定。糊剂可使药物缓慢释放，延长药效，缓和药物的毒性，再加上赋形剂本身所具有的作用，可提高疗效。糊剂外敷法接触面较大，易于吸收，加上烤灯等局部加热，可达到起效迅速的目的。其适用范围与膏剂类似，临床用于癌性腹水、癌性疼痛、术后并发症等的治疗也取得了较为满意的疗效。

（五）丸剂外敷法

丸剂外敷法是将药物研成细末，以蜜、水或米糊、酒、醋等调和制成球形固体丸状剂型，然后将药丸直接敷在穴位上，外侧用胶布固定的方法。丸者缓也，丸剂可使药物缓慢发生作用，药力持久。丸剂便于贮存使用，敷贴时通常选择小丸药。

（六）饼剂外敷法

饼剂外敷法是将药物粉碎过筛后，加入适量的面粉拌糊，压成饼状，放笼上蒸30分钟，待稍凉后摊贴于穴位处，外侧用胶布固定的方法。有些药物具有黏腻性，可直接捣融成饼，药饼的大小、重量应根据疾病轻重和贴敷部位而定。

（七）锭剂外敷法

锭剂外敷法是将药物粉碎过筛后，加水及面糊适量，制成锭剂，晾干，用时以水或醋磨糊，涂布于穴位的方法。本剂型多用于慢性病，可减少配制麻烦，便于随时调配应用。

五、其他类

其他中医外治疗法还有刮痧疗法、灌肠疗法、火罐疗法、竹罐疗法、药摩疗法、盐熨疗法、火熨疗法、芳香疗法、蜂针疗法、纳阴疗法、熏洗疗法、体表擦浴疗法等。

第二节　中医适宜技术的特点

中医适宜技术是中华民族的瑰宝，是中华民族数千年长期同疾病做斗争的经验总结，对于我国民族的繁衍生息有着巨大的贡献。它以医学著作或民间师承等方式，世代相传而保留下来，在防病治病中彰显了鲜明的特色。

一、经络与腧穴外治之精髓，多途径给药补内治不足

中医学认为人体是一个有机的整体，内脏疾病必然会在体表、经络、九窍有所反映，即所谓"有诸内者，必形于外"。经络是运行气血、联系脏腑和体表及全身各部的通道，腧穴是人体脏腑经络之气输注在体表的部位。由于经络对机体各部分之间存在着特定的联系，所以临床有经络诊法。经络有一定的循行部位、路线和脏腑络属，它可以反映所属脏腑的病证，因而在临床上就可以根据疾病所出现的症状，结合经络循行的部位、路线及联系的脏腑，作为辨证归经的依据，也就是中医学的分经辨证。经络腧穴的经络诊法和经穴疗法是中医外治法的精髓，它是中医学特有诊治疾病的方法。

当人体脏腑的功能受到某些致病因素的侵袭而发生疾病时，便可在该经脉循行的路线和所隶属的部位上，表现出各种

症状和体征，该处也常常是疾病的反应点，疾病的反应点即穴位，亦是针灸和其他经穴疗法施术的部位。例如肝气郁结的患者，常在肝经循行的乳头下方的期门穴和腋下的章门穴处出现压痛点，故而在期门穴和章门穴处采用按摩、针刺、敷贴药物等方法治疗肝气郁结证，可获得事半功倍之效果。

中医适宜技术内容丰富，有多种可供选择的给药途径，中医适宜技术对不能经口服药之人，难以服药之幼童，不愿服药之病家，久病体虚或脾胃运化功能障碍，难受攻补之人，可以采用多途径外治法给药，例如穴位或病变部位敷贴、纳阴、熏洗、塌渍、保留灌肠、蒸汽药浴等，丰富了临床治疗方法。

二、方法繁多适应证广，直达病所奏效迅速

中医适宜技术，经过历代医学家的不断积累和完善，治疗方法及制剂日益增多。非药物疗法如针灸、推拿、刮痧、拔罐、经穴放血等治疗方法繁多；与中医外治疗法相关的保健器具、药品内容丰富，目前比较常见的涉及药物外治方法就有穴位敷贴、药枕、药兜、药被、药浴、药罐、熏蒸、中药牙膏等，剂型有巴布剂、膏剂、散剂、酊剂、洗剂、栓剂、喷雾剂、丸剂等。在临床中广泛使用的外治药物种类较多，如用于治疗跌打损伤、风湿痹证的伤湿止痛膏和云南白药气雾剂，治疗脾胃虚寒型腹痛腹泻的十香暖脐膏，治疗婴幼儿腹泻的丁桂儿脐贴，治疗内痔、外痔的化痔栓，治疗妇女阴道炎、白带过多、外阴瘙痒的苦参洗剂，治疗跌打损伤的红花油，治疗咽喉炎的开喉剑喷雾剂，治疗各种瘙痒性皮肤病的炉甘石洗剂，治疗肝癌疼痛的蟾乌巴布膏等。这些外治药物使用安全方便、疗效可靠，已被广泛地应用在内、外、妇、儿、耳鼻喉、皮肤及

骨科等临床科室。

中医适宜技术，将药物直接敷于病变部位或邻近部位，途径直接，作用迅速，因此施治部位局部组织内的药物浓度明显高于其血液中的浓度；高浓度的药物直接作用于病变部位，药物作用发挥充分，因此，局部治疗的效果明显优于口服和其他方法，并且能够迅速起效、作用时间长。例如中药气雾剂用于平喘，将药物直接吸入气管和支气管黏膜，可立刻发挥化痰、解痉、止咳平喘的效果。中药熏洗治疗风湿痹证是利用药物煎汤，趁热在皮肤或患处进行熏洗，它是借助药力和热力，通过皮肤作用于机体，促使腠理疏通，从而达到通畅脉络、调和气血、祛除病邪的治疗目的。现代医学证实，熏洗时湿润的热气能加速皮肤对药物的吸收，同时皮肤温度的升高可使皮肤微小血管扩张，促进血液和淋巴循环，从而有利于水肿消退，另外温热还具有活跃单核巨噬细胞吞噬功能和提高新陈代谢等作用，因而能够起到祛风除湿、通痹止痛的效果。中药煎剂肠道给药治疗慢性结直肠炎、痢疾、盆腔炎，药物直接作用于病变部位或邻近部位，因而起效迅速。栓剂治疗痔疮，各种妇科洗剂、阴道栓治疗阴道炎是使药物直接施治于病变部位，局部形成较高的药物浓度，故治疗效果十分明显。

中医适宜技术治疗身体表浅部位的疾病在临床上使用也十分广泛，例如用中药敷贴治疗疮疖痈肿，用中药熏洗及酊剂抹擦治疗跌打损伤、风湿痹证、关节疼痛，用如意金黄膏治疗肿瘤患者化疗药物外渗，用湿润烧伤膏治疗烧烫伤，用炉甘石洗剂治疗皮肤病等，其治疗效果绝非内治药可比。中药外治法能使药物的有效成分直达病所，起效迅速，这是中药外治法显著的特点。

三、药源广泛使用安全，简便效廉易于推广

外治之药即内治之药，因而中药外治的药源十分广泛，《中药大辞典》中收录的植物药、动物药、矿石药和传统单味药使用加工制成品的近6000种，皆可作为外治之药。外治疗法的药物取材多较简单，稳定可靠，且单药应用和药方组成多来自生活实践和临床经验，疗效显著，在疾病的初期即自行解决，节省了大量人力财力，甚至有一部分来自生活用品如葱、姜、蒜、土豆等食材，盆栽的芦荟、仙人掌类，路边、田埂的猪苓、蒲公英、小蓟等可随地取材的鲜生药材，如采用仙人掌外敷治疗腮腺炎，冰鲜土豆切片贴敷用于烧伤、烫伤处消肿止痛，新鲜小蓟揉搓成药泥敷于伤口止血，葱白捣烂敷于神阙穴治疗腹水等，无需耗费过多金钱即可治病疗伤。中药外治法采用局部或病变相邻部位施药，兼有药效作用和局部刺激作用，它是以透皮或者通过黏膜吸收发挥作用，在局部形成较高的药物浓度，而血液中的药物浓度极低，对于一些药性峻猛或毒性较大的药物，口服时容易中毒，需要根据患者体质状况严格控制服药剂量，而外用则不受患者体质因素的限制。中药外治尤其对身体虚弱或胃肠功能减退的患者更有意义，避免了消化酶对药物有效成分的破坏和药物对肝脏的损伤，不仅药物用量小于内服，节省药物资源，还具有外治法用药便于随时观察、了解病情变化，随时加减更换的优势。因此，中药外治法稳定可靠，使用安全是其又一个比较突出的特点。

中医适宜技术将药物或器具施于皮肤、孔窍、腧穴等部位可直达病所，例如针刺、艾灸、推拿按摩、中药熏洗、拔罐、刮痧、穴位埋藏、穴位注射、电针、针刀、刺络放血等方法，

可发挥疏通经络、调和气血、解毒化瘀、扶正祛邪等功效，尤其是用具有阳热之性的艾草制成的艾炷、艾条熏烤人体的体表或腧穴的艾灸疗法，因其具有温内脏、益脾阳、温阳补气、祛寒止痛、补虚固脱、温经通络、消瘀散结的功效，能发挥药物和物理的复合作用。《扁鹊心书》云："人于无病时，常灸关元、气海、命门、中脘，虽未得长生，亦可保百余年寿矣。"艾灸被广大民众接受，成为现代人们养生、保健、治疗疾病的常用方法，艾灸馆如雨后春笋在城乡大街小巷、社区内设立。

　　推拿按摩、拔罐、贴脐、压耳等外治疗法，适应证广泛，其治疗范围已涉及内、外、妇、儿等多个学科、多种疾病，具有较高的医疗和保健价值，经简单学习就可掌握要领，不需高、精、尖或特殊的医疗设备，无论是医生还是患者或者家属均可掌握并随手操作，方法简便，疗效确切，毒副作用少，深受群众欢迎，易于普及推广应用。

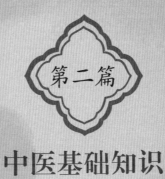

第二篇

中医基础知识

第三章

阴阳、五行与精气学说

第一节　阴阳学说

阴阳，是中国古代哲学的一对范畴。阴阳学说是中国古代朴素的对立统一理论，是人们借以认识和解释世界的一种世界观和方法论。阴阳的起源可以追溯到夏商时代，而阴阳学说的形成则不晚于春秋战国时期。西周末年，人们已用阴阳的矛盾运动来解释节气、地震等自然现象。《易经》中用阴爻和阳爻两种符号来表示阴阳。成书于战国至秦汉时期的《黄帝内经》引入了阴阳学说以阐述人体的生理功能、病理变化及人与自然界的关系，将阴阳学说与医学相结合，形成了独具特色的中医阴阳学说，自此，阴阳学说成为中医理论体系密不可分的一个重要组成部分。

一、阴阳的基本概念

阴阳是对自然界相互关联的某些事物和现象对立双方的概括，它既可以代表两个互相对立的事物，也可以代表同一事物内部存在的相互对立的两个方面。阴阳最初的含义甚为朴素，以日光向背而言——向光者为阳，背光者为阴。向阳的地方光明、温暖，背阳的地方黑暗、寒冷，于是古人即以光明、黑暗、温暖、寒冷分阴阳。经过漫长的历程，其含义被渐次引申。

二、阴阳的属性

阴阳学说认为，宇宙间凡属相互关联且又相互对立的事物或现象，或同一事物内部相互对立的两个方面，都可以用阴阳来概括分析其各自的属性。前者如天与地、日与月、水与火等；后者如寒与热、升与降、明与暗等。划分阴阳的标准为"水火"。一般来说，凡是运动的、外向的、上升的、温热的、无形的、明亮的、兴奋的都属于阳；相对静止的、内守的、下降的、寒冷的、有形的、晦暗的、抑制的都属于阴。如就天地而言，则"天为阳，地为阴"，由于天气清轻向上故属阳，地气重浊凝滞故属阴；就水火而言，则"水为阴，火为阳"，由于水性寒而润下故属阴，火性热而向上故属阳；就物质的运动变化而言，"阳化气，阴成形"，物质从有形化为无形的过程属于阳，由无形凝聚成有形的过程属于阴。将阴和阳的相对属性引入医学领域，人体中具有中空、外向、弥散、推动、温煦、兴奋、升举等特性的事物及现象统属于阳，而具有实体、内守、凝聚、宁静、凉润、抑制、沉降等特性的事物和现象统属于阴，如脏为阴而腑为阳，精为阴而气为阳，营气为阴而卫气为阳等。

事物的阴阳属性不是绝对的，而是相对的。其相对性有两方面的内容，一方面表现为在一定的条件下，阴阳之间可以相互转化，即阴可以转化为阳，阳也可以转化为阴；另一方面则体现了事物的无限可分性，即阴阳之中还可以再分阴阳。

三、阴阳学说的基本内容

（一）阴阳的对立制约

阴阳的对立制约是指阴阳双方具有相互制约、相互斗争和相互排斥的特性。阴阳学说认为，自然界一切事物或现象都存在着相互对立的阴阳两个方面，如上与下、左与右、天与地、动与静、出与入、升与降、昼与夜、明与暗、寒与热、水与火等。阴阳双方是对立的，好似矛盾双方，互不相容；同时由于对立互制的结局，使事物和现象得到统一。如天与地构成地球，白天与黑夜构成一日，一呼一吸维持生命，新陈代谢维持能量守恒。

阴阳的相互对立，主要表现在它们之间的相互斗争、相互制约。正是由于阴与阳之间的这种相互对立制约才维持了阴阳之间的动态平衡，因而促进了事物的发生、发展和变化。如春、夏、秋、冬四季有温、热、凉、寒的气候变化，春夏之所以温热，是因为春夏阳气的上升抑制了秋冬的寒凉之气；秋冬之所以寒冷，是因为秋冬阴气的上升抑制了春夏的温热之气，这是自然界阴阳相互制约、相互消长的结果。

若人体处于正常的生理状态下，相互对立着的阴阳两方面也不是平平静静、各不相干地共处于一个统一体中，而是处在相互制约、相互排斥、相互消长的动态之中的。人体阴阳之间的动态平衡，是阴阳双方相互对立、相互制约的结果。如人体中的阳气能推动和促进机体的生命活动，加快新陈代谢，而人体中的阴气能调控和抑制机体的代谢和各种生命活动，阴阳双方相互制约而达到协调平衡，则人体生命活动健康有序，正如《素问·生气通天论》所说的："阴平阳秘，精神乃治。"

如果阴阳之间的对立制约关系失调，动态平衡遭到了破坏，则标志着疾病的产生。阴阳双方中的一方过于亢盛，则过度制约另一方而致其不足，《素问·阴阳应象大论》说"阴胜则阳病，阳胜则阴病"，可称为"制约太过"。阴阳双方中的一方过于虚弱，无力抑制另一方而致其相对偏盛，即通常所说的"阳虚则阴盛，阴虚则阳亢"，或"阳虚则寒，阴虚则热"，可称为"制约不及"。

（二）阴阳的互根互用

阴阳互根是指阴和阳任何一方都不能脱离另一方而单独存在，每一方都以相对的另一方的存在作为自己存在的前提和条件。阴阳学说认为，一切事物或现象中相互对立着的阴阳两个方面具有相互依存、互为根本的关系。如没有上也就无所谓下，没有下也就无所谓上；没有热也就无所谓寒，没有寒也就无所谓热。所以说阳依存于阴，阴依存于阳，阴阳的这种相互依存的关系称为"互根"。

阴阳互用，是指阴阳双方具有相互资生、促进和助长的关系。《素问·阴阳应象大论》说："阴在内，阳之守也；阳在外，阴之使也。"其指出阳以阴为基，阴以阳为偶；阴为阳守持于内，阳为阴役使于外，阴阳相互为用，不可分离。如《素问·生气通天论》说："阳气根于阴，阴气根于阳，无阴则阳无以生，无阳则阴无以化。"因而，阴和阳互用。

（三）阴阳的相互消长

阴阳消长，即指阴阳双方不是一成不变的，而是处于不断增长和消减的变化之中，双方在彼此消长的运动过程中保持着动态平衡。其表现形式有此长彼消即阴长阳消，阳长阴消；此消彼长即阴消阳长，阳消阴长；此长彼亦长即阴长阳长，阳长阴长；此消彼亦消即阴消阳消，阳消阴消。

（四）阴阳的相互转化

阴阳转化，是指在一定条件下阴阳双方可以向其各自相反的方向转化，即阳可以转化为阴，阴可以转化为阳。例如一年四季气候的变化，属阳的夏天可以转化为属阴的冬天，属阴的冬天又可以转化成属阳的夏天；人体的病证，属阳的热证可以转化为属阴的寒证，属阴的寒证又可以转化为属阳的热证。

阴阳相互转化，一般都产生于事物发展变化的"物极"阶段，即所谓"物极必反"。如果说阴阳消长是一个量变的过程，那么阴阳转化则是在量变基础上的质变。热病中由高热突然出现体温下降、四肢厥冷等，即属于"突变"的形式。在疾病的发展过程中，阴阳的转化常常表现为在一定条件下的表证与里证、寒证与热证、虚证与实证的相互转化。如邪热壅肺的患者，表现为高热、面红、咳喘、气粗、烦渴、脉数有力等，属于阳实热证。邪热极盛，耗伤正气，可致正不敌邪，而突然出现面色苍白、四肢厥冷、精神萎靡、脉微欲绝等一派虚寒表现的阴证。再如寒饮中阻的患者，本为阴证，但寒饮停留日久，郁滞不行，可以化热，转为阳证。上述两个病例中，前者的热毒极重，后者的寒饮停久，即是促成阴阳相互转化的内在必备条件。

四、阴阳学说在中医学中的应用

（一）说明人体的组织结构

人体是一个有机整体，人体内部充满着阴阳对立统一的关系。中医学根据阴阳学说来"解剖"人体结构，执简驭繁，简单实用。从人体部位来说，上部为阳，下部为阴；体表为阳，体内为阴；背属阳，腹属阴；四肢外侧为阳，四肢内侧为阴。以脏腑来分，五脏（心、肝、脾、肺、肾）属阴，因其功能以静为主；六腑（胆、胃、小肠、大肠、膀胱、三焦）属阳，因其功能以动为主。五脏之中又可根据其位置分为阳脏（心、肺）和阴脏（肝、脾、肾），每一脏腑之中又可将其功能归为阳，而其物质归为阴。此外，经络亦可分为阳经、阴经等。

（二）说明人体的生理功能

中医学认为人体的正常生命活动是阴阳两个方面保持着对立统一的协调关系的结果。所谓健康，就是阴阳平衡状态。人体的物质基础属阴，而生理功能活动属阳，二者互相依存。生理活动以物质为基础，而生理活动的结果又不断促进物质的新陈代谢。如果人体的阴阳不能相互依存、相互为用，人的生命就会中止。

（三）阐释人的病理变化

阴阳学说还被中医学用来说明人体的病理变化，认为疾病的发生是人体阴阳失衡所致。阴阳失衡的表现形式很多，可归纳为阴或阳的偏胜偏衰，以及对另一方的累及等，这些可统称为"阴阳不和"。许多情况下，疾病发生、发展的过程，就是正邪抗争、各有胜负的过程。这一过程可以用阴阳偏胜、阴阳偏衰、阴阳互损、阴阳转化给以概括性的解释。

1. 阴阳偏胜 包括阴偏胜和阳偏胜，是指在邪气作用（或本身功能病理性亢奋）下所致的阴或阳的任何一方高于正常水平的病变。《素问·阴阳应象大论》说："阴胜则阳病，阳胜则阴病；阳胜则热，阴胜则寒。"

2. 阴阳偏衰　包括阴偏衰（阴虚）和阳偏衰（阳虚），是指阴或阳低于正常水平的病理变化。《素问·调经论》曰"阳虚则外寒，阴虚则内热"，由于阳虚，不能制约阴寒，可出现虚寒征象，即阳消阴长，"阳虚则寒"；阴虚，无力制约阳热，可出现虚热征象，即阴消阳长，"阴虚则热"。

3. 阴阳互损　是指体内的正气，特别是阴液与阳气之间的病理关系，包括阴损及阳和阳损及阴。阴阳互损也体现了阴阳互根互用的关系。阴阳互损的最终结果是"阴阳俱损"和"阴阳两虚"。

4. 阴阳转化　是指阴阳失调所表现出的病理现象，在一定的条件下可以相互转化。《素问·阴阳应象大论》中的"重寒则热，重热则寒"及"重阴必阳，重阳必阴"说明的就是这类病理情况。阴和阳之间可以相互转化。

（四）用于疾病的诊断

中医学认为疾病发生发展的原因是阴阳失调，所以对于任何疾病，无论其病情如何复杂多变，都可以用阴阳学说加以诊断。中医诊断疾病首先要分清阴阳，既可以用阴阳来概括证型，又可以用阴阳来分析四诊。如望诊色泽鲜明者属阳，晦暗者属阴；闻诊声音洪亮者属阳，语声低微者属阴；脉象浮、数、洪大者属阳，沉、迟、细小者属阴等。从证型来看，病位在表属阳，实证属阳，热证属阳；而病位在里属阴，虚证属阴，寒证属阴等。

（五）指导疾病的治疗

在决定治疗原则和临床用药时，中医学也是以阴阳学说作为指导。如对于阳邪过盛所致的实热证，以热者寒之的原则用寒凉药物清热；对于阴盛所致的实寒证，则应以寒者热之的原则用温热药来祛寒；而对于阴虚所致的虚热证，要以滋阴药以补虚；对于阳虚引起的虚寒证，则要以温阳药以补阳；在阴阳两虚的情况下，就必须阴阳两补，气血双补。六味地黄丸中的山茱萸之"阳中求阴"就体现了阴阳互根互用原理。阴阳学说还可用来概括中药的性味，并用以指导临床使用。一般来说，寒、凉药属阴，温、热药属阳；味酸、苦、咸者属阴，味辛、甘、淡者属阳；具有收敛、沉降作用者属阴，而具有发散、升浮作用者属阳。在临床用药时，应当根据疾病的阴阳性质决定治疗原则，再根据药物的阴阳属性来决定用药。

（六）指导疾病的预防

中医学认为，人体内部的阴阳变化如能保持与天地间阴阳变化协调一致，就能够祛病延年。如在春夏季节保养阳气，秋冬季节固阴气，以顺应四时、调节阴阳，不仅可使人体健康，并可增强预防疾病的能力。相反，如果不能顺应四时、把握阴阳，便会导致疾病的发生。

第二节　五行学说

一、五行学说的基本概念

五行学说是我国古代的唯物主义哲学思想。"五"指木、火、土、金、水五种物质，"行"有运动变化、生生不息之意。"五行"又称"五材"，中国古代人民在长期的生活和生产实践中认识到木、火、土、金、水是构成世界必不可少的最基本的物质，并认为宇宙间的一切事物都由木、火、土、金、水五种物质所构成，事物的发展变化是这五类属性的物质发生、发展、运动、变化的结果，五行之间存在着既相互资生又相互制约的因果关系，在不断的相生相克运动中维持着动态的平衡，这就是五行学说的基本含义。

中医学把五行学说应用于医学领域，以五行学说来阐释人体局部与局部、局部与整体、体表与内脏的有机联系，以及人体与外在环境的统一。五行学说作为一种思维方法贯穿于中医学理论体系的各个方面，用以说明人体的生理病理，并指导疾病的诊断和治疗，成为中医学理论体系的重要组成部分。

二、五行学说的基本内容

（一）五行的各自特性

1. 木曰曲直 曲，屈也；直，伸也。曲直，是指树木的枝条具有生长、柔和、能屈能伸的特性。其引申为凡具有生长、升发、条达、舒畅等性质或作用的事物和现象，归属于木。

2. 火曰炎上 炎，是焚烧、炎热、光明之意；上，是上升。炎上，是指火具有炎热、上升、光明的特性。其引申为凡具有温热、上升、光明等性质或作用的事物和现象，归属于火。

3. 土爰稼穑 爰，通"曰"；稼，即种植谷物；穑，即收获谷物。稼穑，泛指人类种植和收获谷物的农事活动。其引申为凡具有养育、生化、承载、受纳性质或作用的事物和现象，归属于土，故有"土载四行""万物土中生""万物土中灭"和"土为万物之母"的说法。

4. 金曰从革 从，顺也；革，即变革。从革，是指金有刚柔相济之性：金之质地虽刚硬，可做成兵器以杀戮，但有随人意而更改的柔和之性。其引申为凡具有沉降、肃杀、收敛等性质或作用的事物和现象，归属于金。

5. 水曰润下　润，即滋润、濡润；下，即向下、下行。润下，是指水具有滋润、下行的特性。其引申为凡具有滋润、下行、寒凉、闭藏等性质或作用的事物和现象，归属于水。

从上述五行的特性中可以看出，五行学说中的木、火、土、金、水已经不仅仅是这五种具体物质本身，而是五种物质不同属性的概括。

（二）对事物属性的五行分类

五行学说依据五行各自的特性，对自然界的各种事物和现象进行归类，从而构建了五行系统。事物和现象五行归类的方法，主要有取象比类法和推演络绎法两种。

1. 取象比类法　"取象"，即从事物的形象（形态、作用、性质）中找出能反映本质的特有征象；"比类"，即以五行各自的抽象属性为基准，与某种事物所特有的征象相比较，以确定其五行归属。事物或现象的某一特征与木的特性相类似，则将其归属于木；与水的特性相类似，则将其归属于水；其他以此类推。例如，以方位配五行：日出东方，与木升发的特性相似，故东方归属于木；南方炎热，与火的特性相类似，故南方归属于火；日落于西方，与金之沉降相类似，故西方归属于金；北方寒冷，与水之特性相类似，故北方归属于水；中原地带土地肥沃，万物繁茂，与土之特性相类似，故中央归属于土。

2. 推演络绎法　即根据已知的某些事物的五行归属，推演归纳其他相关的事物，从而确定这些事物的五行归属。例如，已知肝属木（大前提），由于肝合胆、主筋，其华在爪、开窍于目（小前提），因此可推演络绎胆、筋、爪、目皆属于木；同理，心属火，则小肠、脉、面、舌与心相关，故亦属于火；脾属土，胃、肌肉、唇、口与脾相关，故亦属于土；肺属金，大肠、皮肤、毛发、鼻与肺相关，故亦属于金；肾属水，膀胱、骨、发、耳、二阴与肾相关，故亦属于水。

（三）五行的生克乘侮

五行学说以五行间的相生、相克关系来探索和阐述事物间的相互联系和相互协调，以五行间的相乘、相侮关系来探索事物间协调平衡被破坏后的相互影响。

1. 相生　是指一事物对另一事物具有促进、助长和资生的作用。五行中相生的次序是：木生火，火生土，土生金，金生水，水生木，依次相生，如环无端，生化不息。在五行的相生关系中，任何一"行"都具有"生我"和"我生"两方面的关系，生我者为母，我生者为子。所以，五行相生的关系又叫"母子关系"。以水为例，生我者为"金"，则金为水之母；我生者为"木"，则木为水之子。其他四行以此类推。

2. 相克　是指一事物对另一事物的生长和功能具有制约的作用。五行相克的次序是：木克土，土克水，水克火，火克金，金克木。在这种关系中，任何一"行"都具有"我克"和"克我"两方面的关系，我克者为我所胜，克我者为我所不胜。因此，五行的相克关系又称为"所胜"与"所不胜"的关系。以"木"为例，克我者为"金"，我克者为"土"，那么土就是木之"所胜"，金就是木之"所不胜"。其他四行以此类推。

3. 相乘　意为乘虚侵袭，是指一行对另一行的过度克制。

4. 相侮　就是恃强凌弱，指一行对另一行的反克。例如：金本克木，木本克土，但当木气亢盛，土气虚衰时，由于金不能对木加以克制，亢盛的木不仅可以乘土之虚而"乘土"，同时也会反过来恃己之强来"侮金"。五行的乘侮关系，是五行关系失去正常协调的表现。

三、五行学说在中医学中的应用

（一）说明五脏的生理功能及相互关系

1. 说明五脏的生理特点　五行学说将人体五脏分别归属于五行，并以五行的特性来说明五脏的生理功能。

（1）肝木：木有生长、升发、舒畅、条达的特性，肝喜条达而恶抑郁，有疏通气血、调畅情志的功能，故以肝属木。

（2）心火：火有温热、向上、光明的特性，心主血脉以维持体温恒定，心主神明为脏腑之主，故以心属火。

（3）脾土：土性敦厚，有生化万物的特性，脾主运化水谷、化生精微以营养脏腑形体，为气血生化之源，故以脾属土。

（4）肺金：金性清肃、收敛，肺具有清肃之性，以清肃下降为顺，故以肺属金。

（5）肾水：水具有滋润、下行、闭藏的特性，肾有藏精、主水的功能，故以肾属水。

2. 构建天人一体的五脏系统　五行学说除以五行特性类比五脏的生理特点外，还以五脏为中心，推演络绎整个人体的各种组织结构与功能，将人体的形体、官窍、精神、情志等分归于五脏，构建以五脏为中心的生理病理系统，并将自然界的五方、五气、五色、五味等与人体的五脏联系起来，建立了以五脏为中心的天人一体的五脏系统，将人体内外环境联结成一个紧密联系的整体。如"东方生风，风生木，木生酸，酸生肝，肝生筋，筋生心，肝主目"就这样把自然界的东方、春季、青色、风气、酸味等，通过五行的木与人体的肝、筋、目联系起来，构筑了联系人体内外的肝木系统，体现了天人相应的整体观念。

3. 说明五脏之间的生理联系　五脏的功能活动不是孤立的，而是互相联系的，而五行的相生相克即说明了五脏的相互资生和相互制约的关系。

（二）表述脏腑间的病理影响

五行学说还可以说明病理情况下脏腑的相互影响。不论是一脏（腑）受病还是多脏（腑）受病，本脏（腑）的病可以传至他脏（腑），他脏（腑）的病也可以影响本脏（腑）。如肝病可以传脾（木乘土），脾病也可以传肝（土侮木），肝脾也可以同病（木郁土虚），肝病也可以传心（母传子病）、传肺（木侮金）、传肾（子病及母）。肝病如此，其他脏（腑）也可类推，都可以用五行生克乘侮的关系，说明它们在病理上的相互影响。

（三）用于指导诊断和治疗

1. 指导脏腑用药　不同的药物可分为青、赤、黄、白、黑"五色"及酸、苦、甘、辛、咸"五味"，按照五行归属来确定药物性能。青色、酸味入肝，赤色、苦味入心，黄色、甘味入脾，白色、辛味入肺，黑色、咸味入肾。如白芍、山茱萸味酸入肝经，以补肝之精血；丹参味苦、色赤入心经，以活血安神；石膏色白、味辛入肺经，以清肺热；白术色黄、味甘，以补益脾气；玄参、生地黄色黑、味咸入肾经，以滋养肾阴等。

2. 控制疾病的传变 根据五行生克乘侮理论，五脏中一脏有病，可以传及其他四脏而发生传变。如肝有病可以影响到心、肺、脾、肾等脏。心、肺、脾、肾有病也可以影响肝脏。因此，治疗时除治疗本脏腑病变外，还要依据生克乘侮规律，照顾其他脏腑，预防传变。《难经·七十七难》曰："见肝之病，则知肝当传之与脾，故先实其脾气。"这里的"实其脾气"，是指在治疗肝病的基础上佐以补脾、健脾之法。

3. 确定治则治法 依据五行相生规律，虚则补其母，实则泻其子。补母，适用于母子关系的虚证。如肝血不足，除须用补肝血的药物（如白芍等）外，还可以用补肾益精的药物（如何首乌等），通过"水生木"的作用促使肝血的恢复。泻子，适用于母子关系的实证。如肝火炽盛，除须用清泻肝火的药物（如龙胆、柴胡等）外，还可用清泻心火的药物（如生地黄、木通等），通过"心受气于肝""肝气舍于心"的机制，以消除亢盛的肝火。

依据五行相克规律，抑强扶弱。人体五脏相克关系异常而出现的相乘、相侮等病理变化的原因，不外乎"太过"和"不及"两个方面。抑强，适用于相克太过引起的乘侮病证。如肝气横逆，乘脾犯胃，出现肝脾不调、肝胃不和之证，称为"木旺乘土"，治疗应以疏肝平肝为主。扶弱，适用于相克之力不及或因虚而被乘袭所产生的乘侮病证。如肝虚气郁，影响脾胃之健运，则称为"木不疏土"，治宜以补肝和肝为主，兼顾健脾之法。

第三节　精气学说

一、精的概念

精的概念有广义和狭义之分，广义的精，泛指一切精微物质包括人体内肾所藏的精气、脏腑之精、水谷精微、气、血、精液，以及自然界的精微物质。狭义的精，是指人体肾所藏的精气中的一部分具有生殖能力的物质，也称为"生殖之精"。它以生来之精为基础，又得到脏腑之间的不断培育，充盛成熟之后，成为人体生育繁殖的基本物质。

所以，就人体而言，精是生命的原始物质，是构成人体的基本物质，也是人体生长、发育、生育、繁殖及脏腑、组织器官功能活动的物质基础。人体内的精主要封藏于肾，肾精是生命之根、生身之本。

二、气的概念

气是人体内不断运动着的具有很强活动力的精微物质，气极其细微而分散，用肉眼是看不见的，故古人称之为"无形"。但是由于气的活动力很强，而且不断地运动，所以人们可以从事物的运动变化中测知气的存在。就脏腑经络而言，气是构成各脏腑经络和维持其生理活动最基本的物质，也是其功能活动的概括。

古人认为，气是构成世界的最基本物质。气的运动变化是产生自然界中一切物质的始基，中医学把人体看成自然界的一部分，应用这种朴素的唯物主义认识人体，就形成了中医学中气的基本概念。

三、精气学说的内容

（一）精气是构成宇宙的本原

精气学说认为宇宙的产生是精气运动的结果，天、地、水、火、日、月、时间、气候等世界万事万物都是精气的变化所致。如《素问·阴阳应象大论》曰："积阳为天，积阴为地。"精气为事物的起点，也是事物的终点，始终处于如环无端的循环之中。宇宙万物之气的存在形式不过两种：一种是无形的，一种是有形的。所谓"有形"，指无形的气凝聚而稳定的状态，就形成了看得见、摸得着的实体，"有生于无"（《道德经》），称为"形质"，简称"形"；所谓"无形"，即精气处于弥散而运动的状态，充塞于无垠的宇宙空间，是精气的基本存在形式，此时有形化为无形，称为"无形"，简称"气"。如煤气的液化气、气化液过程，正如古人云"阳化气，阴成形"。

（二）精气的运动与变化

精气的运动，称为气机。气机的运动形式多种多样，归纳为四种：升、降、出、入。升，即由下向上的趋势和运动；降，即由上向下的趋势和运动；出，即由内向外的趋势和运动；入，即由外向内的趋势和运动。这些运动，从不停息，正常情况下，以其自身协调的规律，始终保持升与降、出与入的相对的、动态的平衡状态。通过精气的运动，必然产生各种各样的变化，这些变化称为气化。气化的表现十分复杂，如无形之气变为有质之形，有质之形化为无形之气，无形再变为另一种无形，有形再变为另一种有形，有形之体本身不断变化，共同构成世界万物之间之"气与形，气与气，形与形，形自变"

四类气化形式。《素问·天元纪大论》说："物生谓之化，物极谓之变。"气化过程分为"化"与"变"两种类型：化，是指气的缓和运动所促成的某些改变，类似于今之"量变"；变，是指气的剧烈运动所促成的显著变化，类似于今之"质变"。不管是"化"，还是"变"，皆取决于气的运动，一旦气的运动停止，则各种变化也就终止。因此，气的运动是产生气化过程的前提和条件，而在气化过程中又寓有气的各种形式的运动。气的运动维持气化过程是永恒的、不间断的，它们是宇宙万物发生、发展与变化的内在机制。故万物皆气化，气化生万物。如动物之生、长、壮、老、已，植物的生、长、化、收、藏，无不如此。气化，不知何时开始，但却永无停止。

气的运动和气化的关系十分密切，即必须通过气的运动才能产生气化。气的升降出入运动一旦停止，气化也就停止了。所以，气机是气化的前提，没有气机，就没有气化，也就没有世界一切变化。故《素问·六微旨大论》中提道："出入废则神机化灭，升降息则气立孤危。"动物和植物的气化，必须在气机运动中才能得以顺利进行。精气构成整个世界，气机促使气化，万事万物都是气机气化的具体表现。

（三）精气是天地万物相互联系的中介

物体与物体之间看似相互独立，没有联系，其实充满着精气，并相互作用，互相渗透，发生感应甚至交换。因此，精气一是充当了天、地、万物之间的中介，将宇宙万事万物联系在一起使之成为一个整体；二是使万物得以相互感应，万物之间通过精气形成相通状态。《灵枢·岁露论》说："人与天地相参也，与日月相应也。"例如万有引力，磁石与地球极性，乐器之共振与和弦，日月潮汐与女子月经等。

（四）天地精气化生为人

人类由天地阴阳精气交感化合而生，人类不仅有生命，还有精神活动，并且都依赖于精气及活动。《素问·宝命全形论》说："人以天地之气生，四时之法成。""天地合气，命之曰人。"庄子说："人之生，气之聚也；聚则为生，散则为死。"天地之精气是构成人体的基本物质。

四、精气学说在中医学中的应用

（一）对精气生命理论构建的影响

精气是人体生命的动力精气，是对人体的有益之气，是生命活动的动力。人之五脏六腑、形体官窍、血和津液等，皆为有形属静之物质，必须在气机的推动下才能活动。如心主行血，肺司呼吸，脾主运化水谷之精微，肾司封藏先天之精气，肝主疏泄等生理功能，都是在气的推动下进行的。

精气足，则生命活动正常。人于出生之前，在母体中已得到了父母给予的先天之精气；出生之后，通过肺吸入自然之清气，由脾胃吸收水谷之精气。三气相合，经过气化，化生人体之精气。这种气推动着人体脏腑、经络、形体和官窍的生理功能活动。精气充足，则生理活动正常，生命力旺盛；若精气不足，则气虚，推动全身或局部的生理功能活动无力，继而出现全身或局部虚弱的征象，而给予补气治疗后，精气充足，诸症亦随之消失。

人体的运动必须协调而通畅。人体气的运动和自然界一样，具有升、降、出、入四种形式。在正常情况下，升与降、出与入保持平衡状态。如失去平衡，则为病态。如升力不足为气陷，发为内脏下垂；下降不足则气逆，发为咳、呕、哕等；气行不畅则为气滞，发为胀、痛等。调整气机不畅状态则可以促使人体恢复健康。

（二）对中医学整体观念构建的影响

中医学的整体观念，即中医学对人体自身的完整性及人与自然、社会环境相统一的认识。它认为人体自身是一个有机整体；人生活在自然、社会环境中，必然受到自然与社会环境各种变化的影响，人类在适应自然与社会环境的斗争中维持着机体的生命活动。

古代哲学的精气学说认为，精气的概念涵盖了自然、社会、人类的各个层面，精气是自然、社会、人类及其道德精神获得统一的物质基础；精气是宇宙万物的构成本原，人类为自然万物之一，与自然万物有着共同的化生之源；运行于宇宙中的精气，充塞于各个有形之物之间，具有传递信息的中介作用，使万物之间产生感应。这些哲学思想渗透到中医学中，促使中医学形成了同源性思维和相互联系的观点，构建了表达人体自身完整性及人与自然、社会、环境统一性的整体观念。

中医学认为，人与自然、社会环境之间时刻进行着各种物质与信息的交流：通过肺、鼻及皮肤，体内外之气进行着交换；通过感官，感受与传递着自然与社会环境中的各种信息。因而通过气的中介作用，人与自然、社会环境之间是相互统一的。自然、社会环境的各种变化，对人体的生理、病理则产生一定影响。剧烈的气候变化与社会动荡，则导致病邪的产生，侵犯人体而致疾病发生。中医学的整体观念，强调从宏观上、从自然与社会的不同角度，全方位研究人体的生理、病理及疾病的防治规律与方法。

第四章

藏象与经络

第一节　藏象学说

藏象学说，是通过对人体外部生理、病理现象的观察，来研究人体各个脏腑组织器官的生理功能、病理变化及其相互关系的学说。它是我国劳动人民和历代医家在对人体解剖知识的初步认识，以及长期生活、医疗实践的基础上，在阴阳五行学说的指导下概括而成的理论，是中医学理论体系中极其重要的组成部分。

一、藏象的概念

藏，同"脏"，是指隐藏于体内的内脏，包括五脏、六腑和奇恒之腑（通称为"脏腑"），是以五脏为中心的五个生理病理系统。象，是这五个生理病理系统的外在现象和比象。形象，指内脏的解剖形态；征象，指内脏反映于外的生理病理现象；应象，指五脏对应四时阴阳之象。

脏腑是内脏的总称，它包括五脏（心、肝、脾、肺、肾）、六腑（胆、胃、小肠、大肠、膀胱、三焦）及奇恒之腑（脑、髓、骨、脉、胆、女子胞）。

藏象学说是研究各脏腑的形态结构、生理功能、病理变化和脏腑与精气血津液神之间、脏腑之间、脏腑与形体官窍及自然社会环境之间相互联系的学说。它是中医学特有的关于人体生理病理的系统理论，也是中医学理论体系的核心部分。

二、脏腑的分类及其生理特点

五脏属于实体性脏器，藏精气而不泻，满而不能实；六腑属于中空有腔性脏器，传化物而不藏，实而不能满；奇恒之腑为中空有腔性脏器，藏精气而不泻。

（一）五脏

1. 心　心位于胸中，两肺之间膈膜之上，外有心包包裹。心的主要功能是主血脉和主神志。心开窍于舌，其华在面，在志为喜，在液为汗。心与小肠相表里。

2. 肺　肺位于胸腔，左右各一，覆盖于心之上，又称"华盖"。肺的主要生理功能是主气，司呼吸，主宣发肃降，通调水道。肺外合皮毛，开窍于鼻，在志为忧，在液为涕。肺与大肠相表里。

3. 脾　脾位于中焦，主要功能是主运化、生清和统摄血液。脾开窍于口，其华在唇，主肌肉四肢，在志为思，在液为涎。脾与胃相表里。

4. 肝　肝位于右肋部。肝的主要生理功能是主疏泄和主藏血。肝开窍于目，主筋，其华在爪，在志为怒，在液为泪。肝与胆相表里。

5. 肾　肾位于腰部，称"腰为肾之府"，肾的主要生理功能是藏精，主水，主纳气。肾主骨髓，其华在发，开窍于耳和二阴，在志为恐，在液为唾。肾与膀胱相表里。

（二）六腑

1. 胆　胆附于肝，胆内所藏的胆汁由肝之余气所生化。胆的主要生理功能是主决断，助消化。胆的形态似腑，胆汁直接帮助消化食物，故为六腑之一。因胆藏精汁，而无传化水谷的功能，故又属奇恒之腑。

2. 胃　胃位于中焦，上口为贲门接食管，下口为幽门通小肠。胃分三部，分别称为上脘、中脘、下脘，统称胃脘。胃的主要生理功能是受纳与腐熟水谷，主降浊。

3. 小肠　小肠位于腹中，上接幽门与胃相通，下端接阑门与大肠相连。小肠的主要生理功能是受盛化物和泌别清浊。

4. 大肠　大肠位于腹中，上端在阑门处与小肠相接，下端紧接肛门。大肠的主要生理功能是传化糟粕。传化，即传导、变化。肠接受小肠下输的食物残渣，向下传导，同时吸收其中部分水液，将糟粕变为粪便，经肛门排出体外。大肠的功能失调，主要表现为传导失常和排便的改变。

5. 膀胱　膀胱位于下腹。膀胱的主要生理功能是贮存和排泄尿液。水液经肾的气化生成尿液，下输于膀胱。膀胱内的尿液贮存到一定容量，经肾和膀胱的气化作用，可及时自主地排出体外。膀胱功能失调，主要表现为尿液的排泄失常。

6. 三焦　六腑之三焦的形态结构被认为是腹腔中的肠系膜及大小网膜，其生理功能为疏通水道和运行水液。

三焦按部位划分为上焦（膈以上，包括心、肺）、中焦（膈至脐，包括脾胃、肝胆）、下焦（脐以下，包括肾、膀胱、大肠、小肠等）。

（三）奇恒之腑

奇恒之腑是脑、髓、骨、脉、胆、女子胞的总称。其形态似腑，功能似脏，故曰"奇恒"。在此仅介绍脑和女子胞。

1. 脑　脑居于头颅内，由髓汇集而成，故又称"髓海"。脑的生理功能：主宰生命活动，主精神意识，主感觉运动。

2. 女子胞　女子胞，又称"胞宫"，即子宫。其位于小腹部，在膀胱之后，大肠之前，呈倒梨状。生理功能：主持月经，孕育胎儿。

三、脏腑之间的关系

（一）五脏之间的关系

1. 心与肺　心主血，肺主气，心血载气并维持肺之呼吸，肺气助心行血。

2. 心与脾　心主血，脾主运化，心血滋养维持脾之运化，脾运化水谷精微化生心血。心主血，推动血行；脾统血，血行脉道。二者共同维持血液的正常运行。

3. 心与肝　心主血，推动血行；肝藏血，贮藏调节血量。二者共同维持血液的运行。心主神志，主管精神活动；肝主疏泄，调节情志活动。

4. 心与肾　心火下降，肾水上济，心肾水火相济，心肾相交（水火既济）。心肾不交则出现失眠、心悸、怔忡、心烦、腰膝酸软等临床表现。

5. 肺与脾　肺司呼吸，吸入自然界的清气；脾主运化，吸收水谷之精气；二气聚于胸中，生成宗气。肺通调水道，输布排泄水液；脾运化水液，吸收输布水液。二者共同维持水液代谢的正常。

6. 肺与肝　肺气，主清肃下降；肝气，主疏泄升发。二者一升一降，使全身气机调畅。

7. 肺与肾　肺（为水之上源）主通调水道，肾（为主水之脏）主水，二者保证水液正常输布排泄。肺（为气之主）司呼吸，肾（为气之根）主纳气，共同完成呼吸运动。

8. 肝与脾　肝（主疏泄），调畅气机，分泌胆汁，协助脾运；脾（主运化），运化正常则有利于肝之疏泄。肝藏血，调节血量；脾统血，固摄血液。二者维持血液的正常运行。

9. 肝与肾　肝藏血，滋肾化精；肾藏精，养肝化血。精血同源，肝肾同源。

10. 脾与肾　脾运化水谷精微充养肾精，肾阳温煦以助脾运。

（二）脏与腑之间的关系

脏与腑之间的关系主要是阴阳表里相互配合的关系。脏为阴，腑为阳；阳者为表，阴者为里。一脏一腑，一里一表，相互配合，由其经络互为络属，使得五脏与六腑的生理功能相互联系，病理变化相互影响。

第二节　经络学说

一、经络的概念

经络是运行气血、联系脏腑和体表及全身各部的通道，是人体功能的调控系统。经络由经脉和络脉组成。

经，有路径之意，是经络系统中的主干；络，有网络之意，是经脉别出的分支，较经脉细小，纵横交错，遍布全身，浅而在表。

经络学说是阐述人体经络的循行分布、生理功能、病理变化及其与脏腑相互关系的学说。经络学说是针灸推拿学科的基础，也是中医基础理论的重要组成部分。

二、经络系统的组成

经络系统包括十二经脉（经络的主体，起运行气血的主导作用）、奇经八脉（一些特殊的经脉，对各经络起统率、联络和调节气血的作用）、十二经别（经脉深部的分支，起表里相合的作用）、十五络脉（经脉外部的分支，起沟通表里和渗灌气血的作用）、十二经筋和十二皮部。

三、经络的作用

联络内外，网络全身；运行气血，协调阴阳；抗御病邪，反映证候；传导感应，调整虚实。

四、经络学说的临床运用

经络学说不仅可以说明人体的生理功能，还可以说明病理变化，指导辨证归经、针灸治疗和预防保健，在临床应用广泛。

第五章

中医的时间医学

第一节　子午流注

一、子午流注的含义和源流

子午流注为子午流注针法的理论基础，它是从时间角度认识人体生命现象，即十二经脉的气血流注盛衰规律的一种学说（图 5-1）。

古代医家十分强调天人相应，注重医学实践和气候的变化对人体的影响。《素问·八正神明论》曰："凡刺之法，必候日月星辰、四时八正之气，气定乃刺之。"子午流注针法体现了针灸治疗循按时开穴的治疗原则，是《黄帝内经》"人与天地相应"思想的发展。

子午流注的选穴原则与普通辨证针灸处方存在明显区别。本法的特点是"按时取穴"，其选穴限于分布在十二经脉肘膝以下的"五输穴"，根据气血流注、盛衰开阖的原理，配合阴阳、五行、脏腑理论，运用天干地支推算逐日按时开穴的时间，把握合适的时间取穴施治，故又称"最佳时间治疗法"或中医的时间医学。

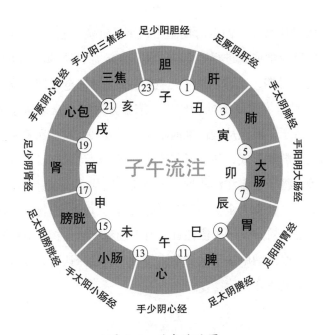

图 5–1 子午流注图

（一）子午流注的含义

"子午"之中的"子"代表夜半子时，为一天由阴转阳的时间，"午"代表日中午时，为一天由阳转阴之时，由此可知"子午"是阴阳转化的起始和界限。《灵枢·卫气行》曰"岁有十二月，日有十二辰，子午为经，卯酉为纬"，说明子午所涉及的时间和空间概念具有广泛的含义。

"流注"比喻自然界江河流动的现象，也包含宇宙万物的随时变化，借此把人体气血比喻为水流，其在经脉之中"循环往复，如环无端"的表现。

（二）子午流注的起源和沿革

子午流注的学术渊源起于先秦时期的《黄帝内经》《难经》

等中医经典著作。西晋时期皇甫谧著《针灸甲乙经》，对秦汉时期的针灸学成就进行了总结，使子午流注针法的内容更加完善。盛唐时期，王冰创立"运气学说"，对宋金时期干支学说的发展起到了重要的推动作用。宋金元时期，众多医家潜心研究，将子午流注从理论推向临床实践发展。这些医家多采用著书或者歌赋形式，如《子午流注针经》《标幽赋》《流注指要赋》等，将子午流注针法推向了鼎盛。明代，著名针灸医家徐凤编纂的《针灸大全》、杨继洲的《针灸大成》、李梴的《医学入门》等，对有关子午流注针法有不同程度的发挥，其中徐凤所创的"徐氏纳甲法"是目前流传较广、临床认可程度较高的一种子午流注开穴计算方法。

二、子午流注开穴法的应用

根据所计算的天干、地支和对应的五脏六腑之间的不同，子午流注开穴法主要分为"纳子法"和"纳甲法"。

（一）纳子法的应用

子午流注纳子法又称纳支法，是按十二地支的时间推移对应十二经脉的气血运行顺序进行开穴施治，还可按照五输穴配合五行相生的母子关系取穴。其与纳甲法有相辅相成的关系，具体应用较为简单。纳子法可分为按时循经取穴法和补母泻子取穴法两种。

按时循经取穴法又名一日取六十六穴法，其按一日分为十二时辰，每个时辰分属一经，配属关系固定不变。如肺经属于寅时，如肺经病变，肺气过盛则采取"迎而夺之"的泻法，肺气虚弱则选择"随而济之"的补法。

　　补母泻子取穴法则根据五输穴和五行相生的原理与"虚则补其母，实则泻其子"的治疗原则进行取穴。如肺属金，肺经病变属实者，则取肺经水穴（尺泽）实施泻法。

　　纳子法的计算较为简单固定，临床较为常用，但是需要等候合适的时辰进行治疗，所以不是十分方便。

　　（二）纳甲法的应用

　　子午流注纳甲法又称纳干法，其应用是按十天干加上十二地支的演变与十二经脉气血流注开穴。该法所涉及的内容十分广泛，其将天干地支分为阴阳，如奇数属阳，偶数属阴；再将天干地支和五行分别配属，如甲乙（干）、寅卯（支）属木，戊己（干）、辰戌丑未（支）属土等；再将天干、地支配属经脉，如甲属胆经、乙属肝经，子属胆经、丑属肝经等。本文所述的纳甲法，主要是以目前流传和应用最广的"徐氏纳甲法"为例。

　　纳甲法的应用，是在明确上述配属的前提下，先算出患者来诊时的年月日时所对应的"四柱八命"，也就是所对应的天干地支属性，然后再结合十二经脉流注和五输穴的相生规律，以"阳进阴退开井穴、经生经、穴生穴、返本还原、气纳三焦、血归包络"等规律原则来相继开穴。其计算方式十分复杂繁琐，上手比较难，但是能精确到某时刻对应的穴位，按所开穴的穴位治疗临床疗效更好。

第二节　灵龟八法

　　灵龟八法，又称奇经纳甲法。其所用的奇经八脉是和八卦相配属的，又称奇经纳卦法。灵龟八法和子午流注开穴法同属按时间计算的配穴法，属于相辅相成的关系，可以很好地补充在子午流注纳甲法中不开穴的时辰该如何选择治疗穴位的问题。八脉交会八穴见表5-1。

表5-1　八脉交会八穴表

八穴名称	互相关系	通八脉	会合部位
公　孙	父	冲脉	心、胸、胃
内　关	母	阴维	
后　溪	夫	督脉	目内眦、颈项、耳、肩膊、小肠、膀胱
申　脉	妻	阳跷	
足临泣	男	带脉	目锐眦、耳后、颊、颈、肩
外　关	女	阳维	
列　缺	主	任脉	肺系、咽喉、胸膈
照　海	客	阴跷	

灵龟八法将八脉交会穴配属对应的八卦，形成八穴代表数，此外尚有逐日干支代数和临时干支代数，这两个数字是灵龟八法演算的基本数字，如甲、己（干）和辰丑、戌未（支）对应的逐日干支代数是10；甲己子午对应的临时干支数字是9（表5-2、表5-3）。

表5-2　八法逐日干支数字表

代数	10	9	8	7
天干	甲　己	乙　庚	丁　壬	戊癸　丙辛
地支	辰丑　戌未	申　酉	寅　卯	巳午　亥子

表5-3　八法临时干支数字表

代数	9	8	7	6	5	4
天干	甲　己	乙　庚	丙　辛	丁　壬	戊　癸	
地支	子　午	丑　未	寅　申	卯　酉	辰　戌	巳　亥

日、时干支的推算，就是将日、时干支四个对应的数字得出的和，再用阳日用9除，阴日用6除的公式去除这个和数，得出的余数则对应八卦所分配的八脉交会穴。

其中1为申脉，2为照海，3为外关，4为临泣，5为照海，6为公孙，7为后溪，8为内关，9为列缺。

临床应用之时，还可以按照父母、夫妻、男女、主客等八脉交会穴之间的对应关系进行相互使用。

一、子午流注针法应用的难点

研究发现，子午流注与灵龟八法疗法相比普通针灸疗法的效果更为显著，所以一直被广大医学工作者和专家推崇。但是子午流注针法的发展过程依然存在不少的难点：其一，熟练掌握子午流注针法的名老中医资源凤毛麟角，很难服务到更多的患者。其二，传承困难，即使跟书学，跟师学，隐性知识很难显性化。中医针灸强调传承和实践，中医针灸师的成长周期长，具有特殊的成才规律。其三，子午流注算法极为复杂，耗时长，上手难。

二、子午流注针法应用难点的破解

随着当今社会信息化和智能化的发展和与传统医学的融合，子午流注开穴法的应用，可由现代智能技术代替人工以计算子午流注和灵龟八法的开穴时辰（图5-2），从而提高选穴效率和精确性；结合低频脉冲仪、电针仪等设备模拟针灸提、插、捻、转等补泻手法，可以提高临床治疗效果，减少对于中医师人力方面的需求，从而破解子午流注针法应用的难点。

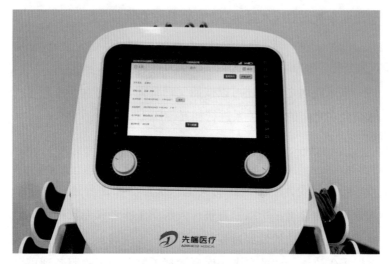

图 5-2 子午流注与灵龟八法智能开穴

第六章

中药基本知识

第一节　中药的四气五味与升降沉浮

中药的四气五味是中药药性理论的基本内容之一。四气指药物有寒、热、温、凉四种不同的药性，又称四性；五味指药物有酸、苦、甘、辛、咸五种不同的药味。每种中药都有不同的气和味，因而具有不同的治疗作用。四气五味理论最早载于《神农本草经》，其"序录"云："药有酸、咸、甘、苦、辛五味，又有寒、热、温、凉四气及有毒无毒。"书中以四气配合五味，共同标明每味药的药性特征，开创了先标明药性，后论述药物功效及主治病证的本草编写体例，奠定了以四气五味理论指导临床用药的基础。

一、中药的四气

中药的四气指药物的寒、热、温、凉四种特性，又称四性。寒凉和温热是两种对立的药性，而寒与凉、热与温之间只是程度的不同。另外还有平性，即药性平和。一般寒凉药多具清热泻火、凉血解毒、滋阴除蒸、泻热通便、清热利尿、清化热痰、清心开窍、凉肝息风的作用，主治各种热证。温热药多具温里散寒、暖肝散结、补火助阳、温阳利水、温通经脉、引火归原、回阳救逆的作用，主治各种寒证。

　　药物的寒、热、温、凉是从药物作用于机体所发生的反应概括出来的，是与所治疾病的寒、热性质相对而言的。能够减轻或消除热证的药物，一般属于寒性或凉性，如黄芩、黄连、金银花、葛根对于发热口渴、咽痛等热证有清热解毒作用，表明这两种药物具有寒性。反之，能够减轻或消除寒证的药物，一般属于热性或温性，如附子、干姜等对于腹中冷痛、脉沉无力等寒证有温中散寒的作用，表明这两种药物具有温热性。在治则方面，《神农本草经》云："疗寒以热药，疗热以寒药。"《素问·至真要大论》云："寒者热之，热者寒之。"这是基本的用药规律。

　　近代有关药物四气的临床观察和理化研究证明，寒凉药多具解热、抗菌、消炎、抗病毒、提高机体免疫力及镇静、降压、抗惊厥、镇咳、利尿、抗癌等作用；温热药多具祛寒、镇痛、止呕、止呃，增强免疫，强心、升压、兴奋中枢、子宫及性功能，改善心血管功能，促进细胞蛋白质合成与代谢，改善营养状态，并有类似肾上腺皮质激素样作用。通过实验测定，热证患者经寒凉药治疗后，植物神经指数下降，儿茶酚胺类和17-羟皮质类固醇排出量减少。

　　此外，还有一些平性药，是指药性寒热不甚显著，作用比较和缓的药物，其中也有微寒、微温的药物，但仍未越出四性的范围。所以平性是相对的属性，而不是绝对性的概念。

二、中药的五味

　　药物的五味即辛、甘、酸、苦、咸，其最初通过长期的用药实践获得药物的真实滋味，如黄连、黄柏的苦，甘草、枸杞子的甘，桂枝、川芎的辛，乌梅、木瓜的酸，芒硝、食盐的咸等。《黄帝内经》认为辛散、酸收、甘缓、苦坚、咸软，这是关于五味所代表的药物作用最早的总结和概括，不仅是药物味道的真实反映，也是药物作用的高度概括。

随着用药实践的发展，对药物作用的认识不断丰富，一些药物的作用很难用其滋味来解释，因而采用了以作用推定其味的方法。例如葛根、皂角刺本身的滋味并无辛味，但前者有解表散邪的作用，常用于治疗表证，后者有消痈散结的作用，常用于痈疽疮毒初起或脓成不溃之证，所以认为它们具有辛味。经后世医家不断补充和发展，五味所代表的药物作用及主治病证日臻完善。

（一）辛味能散能行，有发散解表、行气行血的作用

一般解表药、行气药、活血药多具辛味，故辛味药多用治外感表证及气滞血瘀等病证，如紫苏叶发散风寒，木香行气除胀，川芎活血化瘀等。此外，《黄帝内经》"辛以润之"就是说辛味药还具有润养的作用，如款冬花润肺止咳，菟丝子滋养补肾等。大多数辛味药以行散为功，故辛润之说缺乏代表性。

（二）甘味能补能和能缓，有滋补和中、调和药性及缓急止痛的作用

甘味药多质润而善于滋燥，具有滋养补虚、调和药性及制痛的功效，故甘味药多用于正气虚弱、身体诸痛及调和药性、中毒解救等。一般用于治疗虚证的滋补强壮药如党参、熟地黄，治疗拘急疼痛、调和药性的药物如饴糖、甘草等，皆有甘味。

（三）酸味能收能涩，有收敛、固涩的作用

一般固表止汗、敛肺止咳、涩肠止泻、固精缩尿、固崩止带的药物多具酸味，故酸药多用于体虚多汗、肺虚久咳、久泻久痢、遗精滑精、遗尿尿频、月经过多、白带不止等病证。如乌梅敛肺止咳，五味子固表止汗，五倍子涩肠止泻，山茱萸涩精止遗等。

（四）苦味能泄、能燥、能坚，具有清泄火热、泄降逆气、通泄大便、燥湿坚阴（泻火存阴）等作用

苦味药多用于热证、气逆喘咳、呕吐呃逆、大便秘结、湿热蕴结、寒湿滞留等病证。如大黄，适用于热结便秘；杏仁，适用于肺气上逆的喘咳；栀子，适用于热盛心烦等证。温性的苦味药如苍术，适用于寒湿证；寒性的苦味药如黄连，适用于湿热证。此外，前人的经验认为苦还有坚阴的作用，如黄柏、知母用于肾阴虚亏而相火亢盛的痿证，即具有泻火坚阴的作用。

（五）咸味能下、能软，有泻下通便、软坚散结的作用

一般泻下或润下通便及软化坚硬、消散结块的药物多具咸味，故咸味药多用于大便燥结、瘰疬瘿瘤、癥瘕痞块等病证，如海藻、牡蛎消散瘿瘤，鳖甲软坚消癥。咸味药多入肾经，有较强的补肾作用，用于肾虚证。还有些咸味药走血分，有清热凉血的作用，主治热入营血的病证，如瓦楞子软坚散结，芒硝泻下通便等。

五味之外，还有淡味及涩味。淡味能渗、能利，有渗湿利小便的作用，用于水肿、小便不利等病证，如猪苓、茯苓淡渗

利湿等。涩味药与酸味药的作用相似，也有收敛固涩的作用，多用以治疗虚汗、泄泻、尿频、精滑、出血等病证，如龙骨、牡蛎涩精，赤石脂涩肠止泻。

五味也有阴阳的分属，即辛、甘、淡属阳，酸、苦、咸属阴。五味对五脏各部位有一定的选择性，《素问·宣明五气》中有"酸入肝，辛入肺，苦入心，咸入肾，甘入脾"之说。其作用是辛味药以散肺气之郁，甘味药以补脾气之虚，苦味药以泻心火，酸味药以敛肝阴，咸味药以补肾虚。

三、中药的性味合参

每一种药物都具有性和味，性和味分别从不同的角度说明药物的作用，二者合参才能较全面地认识药物的作用和性能。例如两种药物都是寒性，但是味不相同，一是苦寒，一是辛寒，两者的作用就有差异。再如两种药物都是甘味，但性不相同，一是甘寒，一是甘温，其作用也不一样。所以，不能把性与味孤立起来看。性与味显示了药物的部分性能，也显示了其共性。只有认识和掌握每一药物的全部性能，以及性味相同药物之间同中有异的特性，才能全面而准确地了解和使用药物。

味同气异者，作用有共同之处，也有不同之处，例如，紫苏、薄荷皆有辛味，能发散表邪，但紫苏辛温，能发散风寒，薄荷辛凉，能发散风热。麦冬、黄芪皆有甘味，麦冬甘凉，有养阴生津作用，黄芪甘温，有温养中焦、补中益气作用。气同味异者，作用既有共同之处，也有不同之处。例如，黄连、生地黄均性寒，皆能清热，用治热证，但黄连苦寒，清热燥湿，主治湿热证。生地黄甘寒，能清热养阴，用治虚热证。

性和味都属于性能范畴，只反映药物作用的共性和基本特点，因此不仅要性味合参，还必须与药物的具体功效结合起来，方能得到比较全面、准确的认识。因此，性味与功效合参尤为重要。

四、中药的升降沉浮

中药的升降沉浮是指药物对机体具有向上、向下、向外、向内的四种不同作用趋向。升，即上升提举，趋向于上。降，即下达降逆，趋向于下。浮，即向外发散，趋向于外。沉，即向内收敛，趋向于内。它是与疾病所表现的趋向性相对而言的，其中升与降，沉与浮是对立的。升与浮，沉与降，既有区别，又有交叉，难以截然分开。

在实际应用中，升与浮，沉与降又常相提并论。升浮药作用趋向多主上升、向外，就其所代表的药物，分别具有疏散解表、宣毒透疹、解毒消疮、宣肺止咳、温里散寒、暖肝散结、温通经脉、通痹散结、行气开郁、活血消癥、开窍醒神、升阳举陷、涌吐的作用。沉降药作用趋向多主下行、向内，就其所代表的药物，分别具有清热泻火、泻下通便、利水渗湿、重镇安神、平肝潜阳、息风止痉、降逆平喘、止呕、止呃、消积导滞、固表止汗、敛肺止咳、涩肠止泻、固崩止带、收敛止血、收湿敛疮等。

按阴阳的属性区分，则升浮属阳，沉降属阴。升降沉浮，表明了药物作用的定向概念，也就是药物作用的理论基础之一。由于疾病在病势上常常表现出向上如呕吐、呃逆、喘息，向下如脱肛、遗尿、崩漏，向外如自汗盗汗，向里表证未解而入里；在病位上也常表现出在表如外感表证，在里如里实便秘，在上如目赤肿痛，在下如腹水、尿闭等的不同。因此能够针对病情，改善或消除这些病证的药物，相对来说就分别具有升降沉浮的作用趋势。

升降沉浮与四气五味的关系，一般来说，凡味属辛、甘，气属温、热的药物，大多是升浮药，如麻黄、升麻、黄芪等。凡味属苦、酸、咸，性属寒、凉的药物，大多是沉降药，如大黄、芒硝、山楂等。

升降沉浮与药物质地轻重的关系，一般来讲，花、叶、皮、枝等质轻的药物大多为升浮药，如紫苏叶、菊花、蝉衣等，而种子、果实、矿物、贝壳及质重者大多为沉降药，如紫苏子、枳实、牡蛎、代赭石等。

升降沉浮与炮制的关系，酒制则升，姜炒则散，醋炒收敛，盐炒下行。如大黄属于沉降药，峻下热结、泻热通便，经酒炒后，大黄则可清上焦火热，可治目赤头痛。李时珍说："升者引之以咸寒，则沉而直达下焦；沉者引之以酒，则浮而上至颠顶。"牛膝引血下行为沉降药，与桃仁、红花、桔梗、柴胡、枳壳等升达清阳、开胸行气药同用也随之上升，主治胸中瘀血证，这就是少量沉降药与大队升浮药同用而随之上升的例证。

一般来讲，升浮药在大队沉降药中能随之下降，反之，沉降药在大队升浮药中能随之上升。由此可见，药物的升降沉浮是受多种因素的影响，它在一定的条件下可以相互转化。正如李时珍所说："是升降在物亦在人也。"

第二节　中药的配伍

一、配伍的概念

按照病情的不同需要和药物的不同特点，有选择性地将两种及两种以上的药物合在一起应用，叫作配伍。

二、中药配伍的意义

从中药的发展史来看，在医药萌芽时代治疗疾病一般都是采用单味药物的形式，后来由于药物品种日趋增多，对药性的特点不断明确，对疾病的认识逐渐深化，并且疾病可表现为数病相兼，或表里同病，或虚实互见，或寒热错杂的复杂病情，此用药也就由简到繁，出现了多种药物配合应用的方法，并逐步形成了配伍用药的规律，从而既照顾到了复杂病情，又增进了疗效，减少了毒副作用。因此，掌握中药配伍规律对指导临床用药意义重大。

三、中药配伍的内容

药物配合应用，相互之间必然产生一定的作用，有的可以增进原有的疗效，有的可以相互抵消或削弱原有的功效，有的可以降低或消除毒副作用，也有的合用可以产生毒副作。因此，《神农本草经·序例》将各种药物的配伍关系归纳为"有单行者，有相须者，有相使者，有相畏者，有相恶者，有相反者，有相杀者。凡此七情，合和视之"。这"七情"之中除单行者外，讲的都是药物配伍关系，现分述如下。

（一）单行

单行就是单用一味药物来治疗某种病情单一的疾病。对于病情比较单纯的病证，往往选择一味针对性较强的药物即可达到治疗目的。如古方独参汤，即单用一味人参，治疗大失血致元气虚脱的危重病证；清金散，即单用一味黄芩，治疗肺热出血的病证。再如马齿苋治痢疾，夏枯草膏消瘿瘤，益母草膏调经止痛，鹤草芽驱除绦虫等，都是行之有效的单药治疗方法。

（二）相须

相须就是两种功效类似的药物配合应用，可以增强原有药物的功效。如麻黄配桂枝，能增强发汗解表、祛风散寒的作用；知母配贝母，可以增强养阴润肺、化痰止咳的功效；附子和干姜配合应用，可以增强温阳守中、回阳救逆的功效；陈皮配半夏，可以加强燥湿化痰、理气之功；全蝎、蜈蚣同用，能明显增强平肝息风、止痉定搐的作用。像这类同类相须配伍应用的例证，历代文献有不少记载，它构成了复方用药的配伍核心，是中药配伍应用的主要形式之一。

（三）相使

相使就是以一种药物为主，另一种药物为辅，两药合用，辅药可以提高主药的功效。如黄芪配茯苓治脾虚水肿，黄芪为健脾益气、利尿消肿的主药，茯苓淡渗利湿，可增强黄芪益气利尿的作用；大黄配芒硝治热结便秘，大黄为清热泻火、泻热通肠的主药，芒硝长于润燥通便，可以增强大黄峻下热结、排除燥屎的作用；枸杞子配菊花治目暗昏花，枸杞子为补肾益精、养肝明目的主药，菊花清肝泻火，兼能益阴明目，可以增强枸杞的补虚明目的作用。这是功效相近药物相使配伍的例证。又如石膏配牛膝治胃火牙痛，石膏为清胃降火、消肿止痛的主药，牛膝引火下行，可增强石膏清火止痛的作用；白芍配甘草治血虚失养，筋挛作痛，白芍为滋阴养血、柔筋止痛的主药，甘草缓急止痛，可增强白芍荣筋止痛的作用；黄连配木香治湿热泻痢，腹痛里急，黄连为清热燥湿、解毒止痢的主药，木香调中宣滞、行气止痛，可增强黄连清热燥湿、行气化滞的功效。这是功效不同而相使配伍的例证，可见相使配伍药不必同类。一主一辅，相辅相成，辅药能提高主药的疗效，即是相使的配伍。

（四）相畏

相畏就是一种药物的毒副作用能被另一种药物所抑制。如半夏畏生姜，即生姜可以抑制半夏的毒副作用，生半夏可"戟人咽喉"，令人咽痛音哑，用生姜炮制后成姜半夏，其毒副作用大为缓和；甘遂畏大枣，大枣可抑制甘遂峻下逐水、减伤正气的毒副作用；熟地黄畏砂仁，砂仁可以减轻熟地黄滋腻碍胃、影响消化的副作用；常山畏陈皮，陈皮可以缓和常山截疟而引起的恶心呕吐的胃肠反应。这都是相畏配伍的范例。

（五）相杀

相杀就是一种药物能够消除另一种药物的毒副作用。如羊血杀钩吻毒；金钱草杀雷公藤毒；麝香杀杏仁毒；绿豆杀巴豆毒；生白蜜杀乌头毒；防风杀砒霜毒等。可见相畏和相杀没有质的区别，是从自身的毒副作用受到对方的抑制和自身能消除对方毒副作用的不同角度提出来的配伍方法，也就是同一配伍关系的两种不同提法。

（六）相恶

相恶就是一种药物能破坏另一种药物的功效。如人参恶莱菔子，莱菔子能削弱人参的补气作用；生姜恶黄芩，黄芩能削弱生姜温胃止呕的作用；近代研究显示吴茱萸有降压作用，但与甘草同用时这种作用即消失，也可以说吴茱萸恶甘草。

（七）相反

相反就是两种药物同用能产生剧烈的毒副作用。如甘草反甘遂，贝母反乌头等，详见用药禁忌"十八反""十九畏"中若干药物。

上述七情除单行外，相须、相使可以起到协同作用，能提高药效，是临床常用的配伍方法；相畏、相杀可以减轻或消除毒副作用，以保证安全用药，是使用毒副作用较强药物的配伍方法，也可用于有毒中药的炮制及中毒解救。相恶则是因为药物的拮抗作用，抵消或削弱其中一种药物的功效；相反则是药物相互作用，能产生毒性反应或强烈的副作用，故相恶、相反则是配伍用药的禁忌。

第三节　中药的用药禁忌

为了确保疗效、安全用药、避免毒副作用的产生，必须注意用药禁忌。中药的用药禁忌主要包括配伍禁忌、证候禁忌、妊娠用药禁忌和服药的饮食禁忌四个方面。

一、配伍禁忌

配伍禁忌，是指某些药物合用会产生剧烈的毒副作用或降低和破坏药效，因而应该避免配合应用。《神农本草经》云"勿用相恶、相反者"。金元时期将反药概括为"十八反""十九畏"，并编成歌诀。

"十八反"最早见于张子和的《儒门事亲》："本草明言十八反，半蒌贝蔹芨攻乌，藻戟遂芫俱战草，诸参辛芍叛藜芦。"其共载相反中药18种，即乌头反贝母、瓜蒌、半夏、白及、白蔹，甘草反甘遂、大戟、海藻、芫花，藜芦反人参、丹参、玄参、沙参、细辛、芍药。

"十九畏"歌诀首见于明代刘纯的《医经小学》："硫黄原是火中精，朴硝一见便相争。水银莫与砒霜见，狼毒最怕密陀僧。巴豆性烈最为上，偏与牵牛不顺情。丁香莫与郁金见，牙硝难合京三棱。川乌草乌不顺犀，人参最怕五灵脂。官桂善能调冷气，若逢石脂便相欺。大凡修合看顺逆，炮爁炙煿莫相依。"其指出了共19个相畏的药物：硫黄畏朴硝，水银畏砒霜，狼毒畏密陀僧，巴豆畏牵牛子，丁香畏郁金，川乌、草乌畏犀角，牙硝畏三棱，官桂畏赤石脂，人参畏五灵脂。

二、证候禁忌

由于药物的药性不同，其作用各有专长和一定的适应范围，因此临床用药也就有所禁忌，称"证候禁忌"。如麻黄性味辛温，功能发汗解表、散风寒，又能宣肺平喘利尿，故只适用于外感风寒表实无汗或肺气不宣的喘咳，而对表虚自汗及阴虚盗汗、肺肾虚喘则禁止使用。又如黄精甘平，功能滋阴补肺、补脾益气，主要用于肺虚燥咳、脾胃虚弱及肾虚精亏的病证。但因其性质滋腻，易助湿邪，因此，凡脾虚有湿、咳嗽痰多及中寒便溏者则不宜服用。所以，除了药性极为平和者无须禁忌外，一般药物都有证候用药禁忌。

三、妊娠用药禁忌

妊娠用药禁忌是指妇女妊娠期治疗用药的禁忌。某些药物具有损害胎儿以致堕胎、畸形的副作用，所以应当作为妊娠的禁忌药物。根据药物对于胎儿损害程度的不同，一般可分为慎用与禁用两大类。慎用的药物包括通经去瘀、行气破滞及辛热滑利之品，如桃仁、红花、牛膝、枳实、大黄、附子、肉桂、干姜、木通、冬葵子、瞿麦等；而禁用的药物是指毒性较强或药性较猛的药物，如巴豆、牵牛子、大戟、商陆、麝香、三棱、莪术、水蛭、斑蝥、雄黄、砒霜等。

凡禁用的药物绝对不能使用，慎用的药物可以根据病情的需要斟酌使用。如《金匮要略》以桂枝茯苓丸治妊娠瘀病；吴又可用承气汤治孕妇时疫见阳明腑实证。此即《黄帝内经》所谓"有故无殒，亦无殒也"的道理。但是，必须强调指出，慎用的药物除非必用时一般应尽量避免用，以防发生事故。

四、服药的饮食禁忌

服药的饮食禁忌是指用药期间对某些食物的禁忌，简称食忌，也就是通常所说的忌口。《本草经集注》说："服药不可多食生胡荽及蒜、鸡、生菜，又不可诸滑物果实等，又不可多食肥猪、犬肉、油腻肥羹、鱼鲙、腥臊等物。"指出了在服药期间，一般应忌食生冷、油腻、腥膻、有刺激性的食物。此外，根据病情的不同，饮食禁忌也有区别。如热性病，应忌食辛辣、油腻、油炸性食物；寒性病，应忌食生冷食物、清凉饮料等；胸痹患者应忌食肥肉、脂肪、动物内脏等；肝阳上亢之头晕目眩、烦躁易怒者应忌食胡椒、辣椒、大蒜、白酒等辛热助阳之品；黄疸胁痛者应忌食动物脂肪及辛辣刺激之品；胃虚弱者应忌食油炸黏腻、寒冷固硬、不易消化的食物；肾病水肿者应忌食盐、碱过多的和酸辣大过的刺激之品；疮疡、皮肤病患者，应忌食鱼、虾、蟹等腥膻发物及辛辣刺激性食物。

第四节　中药的煎法

中药的煎法是据病情和药性决定的，煎服的方法恰当与否与药效的发挥和疗效是有一定关系。

一、煎药容器、水及洗泡

煎药容器宜选择砂锅或不锈钢锅，水以自来水为主，也可用矿泉水、纯净水、干净的溪水。杂质较多的药物要清洗，如蝉衣、地龙砂土较多，应该先另洗。有的药物不用洗，如枸杞子、豆类等。泡药的水以浸过药物上二横指为宜；水不可过多，也不可过少，过多会影响药物的量和浓度，过少会影响药物有效成分的煎出。不可用热水浸泡中药，因为其可导致药的表面生成一层膜而影响有效成分的煎出。

二、火候的控制

煎药火候的控制一般先以武火烧至沸腾，然后改文火保持沸腾即可，补益中药应该文火为主。一般中药煎30分钟即可，但解表药只要煎开后10分钟就行；补益药可以文火慢煎，煎开40分钟后关掉；矿物、介壳类、有毒类中药可以多煎一些时间。

先煎：一些有效成分难于溶于水的金石、矿物、介壳类药物，应打碎先煎，煮沸 20～30 分钟，再下其他药物同煎，以使其有效成分充分析出。如磁石、赭石、生铁落、生石膏、龙骨、牡蛎、珍珠母、石决明、龟甲等。此外，附子、乌头等毒副作用较强的药物，宜先煎 45～60 分钟后再下其他药物，久煎可以降低毒性，做到安全有效。

后下：一些芳香的药物，久煎时其有效成分易于挥发而降低药效，须在其他药物煎煮 5～10 分钟后放入。如薄荷、青蒿、香薷、木香、砂仁、沉香、白豆蔻、草豆蔻等。

此外，有些药物虽不属于芳香药物，但久煎也会破坏其有效成分，如钩藤、大黄、番泻叶、鱼腥草等，亦属后下之列。

三、特殊药物的煎法

（一）包煎

一些黏性强、粉末状及带有绒毛的药物，宜先用纱布袋装好，再与其他药物同煎，以防止药物混浊，或刺激咽喉引起咳嗽，或沉于锅底引起焦化或糊化。如蛤粉、滑石、青黛、旋覆花、车前子、蒲黄、灶心土等。

（二）另煎

某些贵重药材，为了更好地煎出有效成分，还应单独另煎 2～3 小时。煎液可另服，也可与其他煎液混合服用。如人参、西洋参、麝香、鹿茸等。

（三）烊化

某些胶类药物及黏性大而易溶的药物，为避免入煎粘锅或黏附其他药物影响煎煮，可单用水或黄酒将此类药物加热熔化及烊化后，用煎煮的药液冲服，也可将此类药物放入其他药物煎好的药液中加热烊化后服用。如阿胶、鹿角胶、龟甲胶、鳖甲胶及蜂蜜、饴糖等。

第七章

针刺基本知识

第一节　腧穴的定位方法

腧穴的定位是否准确直接影响疗效，临床常用的取穴方法有骨度分寸法、体表标志法、手指比量法和简便取穴法四种。

一、骨度分寸法

骨度分寸法是以体表骨节为主要标志折量全身各部的长度和宽度，并依其分寸按比例折算为定穴标准，用于腧穴定位的方法。骨度分寸法应以患者的自身骨节来测量，定位患者身体的腧穴。

二、体表标志法

体表标志法是以身体的固定标志作为腧穴定位的方法。

（一）头部标志

头部标志有口、眼、鼻、耳、眉。

（二）背部标志

第七颈椎棘突为最高的棘突，肩胛冈内端平第三胸椎棘突，肩胛骨下角平第七胸椎棘突，髂嵴平第四腰椎棘突。

（三）胸腹部标志

胸腹部标志有胸骨、双乳头、肚脐。

（四）上肢部标志

上肢部标志有肩峰、肘窝、腕横纹、指缝、指甲。

（五）下肢部标志

下肢部标志有髌骨、腘窝、内外踝骨、趾缝、趾甲。

三、手指比量法

手指比量法又称手指同身寸法、指寸法，有如下三种方法。

（一）拇指同身寸法（图7-1）

该法是将拇指指关节的横度作为1寸。该法常用于四肢部取穴。

（二）中指同身寸法（图7-2）

中指屈曲时，中节掌侧两端纹头之间为1寸。该法常用于四肢取穴的直寸、背部的横寸。

（三）横指同身寸法（图7-3）

横指同身寸法又称"一夫法"，是将食指、中指、无名指、小指并拢，以中指第二节横纹处为准，四指的横度为3寸。该法常用于下肢部的直寸、背部的横寸。

四、简便取穴法

如耳尖直上与正中线的交点是百会穴，两手垂直中指尖到

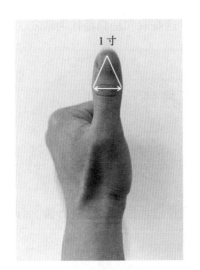

图 7-1　拇指同身寸

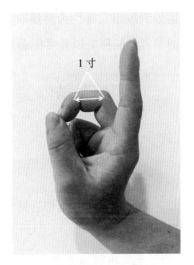

图 7-2　中指同身寸

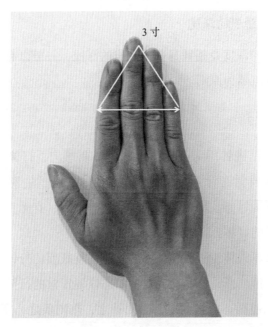

图 7-3　横指同身寸

达处为风市穴等均为简便取穴法。这些取穴法只是作为取穴法的参考，同样要以骨度标志为准。

第二节　进针、行针与留针

一、进针

（一）进针的方法

进针的方法有指切进针法、夹持进针法、提捏进针法、舒张进针法。

（二）进针的角度

进针的角度是针身与皮肤的角度一般为 90°、45°、15°。

（三）进针的深度

进针的深度是指针身刺入穴位的深浅，一般以有针感而又不伤重要脏器为原则。

二、行针

行针是进针后为了使患者产生针刺感应，行施一定的手法。患者自觉在针刺部位出现酸、麻、胀、重的感觉称为得气，又称为针感。临床实践证明针感的强弱、有无直接关系到治疗效果的好坏。

能鼓舞人体正气，使低下的功能恢复旺盛的行针手法叫补法；能疏泄病邪，使功能亢进的状态恢复正常的行针手法叫泻法。临床遵循"盛则泻之，虚则补之，热则疾之，寒则留之"的施治原则分别给予补法或泻法。

（一）提插手法

提插手法是指将针从浅层插入深层，再由深层提到浅层的手法。针刺得气后，在穴位处将针进行上、下提插。

1. 提插补法　重插轻提，提插幅度小，频率慢者为补法。

2. 提插泻法　轻插重提，提插幅度大，频率快者为泻法。

（二）捻转手法

捻转手法是将毫针刺进身体一定深度后，将针来回旋转捻动的手法。

1. 捻转补法　捻转角度小，频率慢，用力轻者为补法。

2. 捻转泻法　捻转角度大，频率快，用力重者为泻法。

（三）徐疾手法

徐疾手法是由进出针的快慢而决定针刺补泻的手法。

1. 徐疾补法　是指进针慢，出针快，少捻的手法。

2. 徐疾泻法　是指进针快，出针慢，多捻的手法。

（四）平补平泻手法

该手法是进针得气后，再均匀地提插捻转，而后出针的手法。

三、留针与出针

（一）留针

进针得气后，施以补泻手法，将针留在体内，以加强针感和针刺的持续作用，一般病证可留针 15 ～ 30 分钟。

（二）出针

左手持棉签压在穴位旁的皮肤上，右手持针柄轻微捻转并提至皮下，稍停，随即出针。

第三节　针刺并发症的预防与处理

一、针刺意外的紧急处理

1. 针刺内迎香穴和鼻丘穴引起鼻孔出血者，立即让患者平卧，头偏向一侧，用干棉签压迫止血，或针刺上星穴止血。

2. 针刺风池穴诱发癫痫发作者，突然意识模糊或左右张望者，立即拔针令其平卧，针刺水沟穴或申脉穴缓解。

3. 肢体穴位，针刺后引起血肿者，不需惊慌，给予患者局部压迫止血或冷敷处理。

4. 针刺后出现面色潮红、头晕、呕吐，考虑血压增高者，立即测量血压，确认血压增高者，可给予舌下含服心痛定处理。

5. 刺胸、背部穴位出现呼吸困难、胸部疼痛怀疑气胸者，争分夺秒送急诊科或立即排气减压，可以采用粗针头（如50mL注射器针头）在患侧的锁骨中线第2肋间刺入胸膜腔，释放高压气体后，再尽快行胸腔闭式引流。

6. 一旦发现危症自己处理不了，早转急诊科处理。不可拖延、掩盖，并且处理越早损失越小，效果越好。不可抱侥幸心理，以免延误病情。

二、针刺并发症的处理与预防

（一）晕针

晕针是指在针刺过程中患者发生的晕厥现象。

1.原因 患者体质虚弱，精神紧张，或疲劳、饥饿、大汗、大泻、大出血之后，或体位不当，或医者在针刺时手法过重，而致针刺时或留针过程中而发此症。

2.症状 患者突然出现精神疲倦，头晕目眩，面色苍白，恶心欲吐，多汗，心慌，四肢发冷，血压下降，脉象沉细，或神志昏迷，扑倒在地，唇甲青紫，二便失禁，脉微细欲绝。

3.处理 应立即出针，使患者平卧，头稍放低，注意保暖，给予温热糖水后，闭目休息片刻可恢复正常。重者在上述处理的基础上，可刺水沟、内关、足三里，灸百会、关元、气海等穴，即可恢复。若仍不省人事，呼吸细微，脉细弱者，可考虑配合其他治疗或采取急救措施。

4.预防 对于晕针应注重于预防。如初次接受针刺治疗或精神过度紧张，身体虚弱者，应先做好解释，消除患者对针刺的顾虑，同时选择舒适、持久的体位，最好采用卧位，选穴宜少，手法要轻。若饥饿、疲劳、大渴时，应令患者进食、休息、饮水后再予针刺，医者在针刺治疗过程中要精神专一，随时注意观察患者的神色，询问患者的感觉，一旦有头晕目眩、恶心呕吐等晕针先兆，及早采取处理措施，防患于未然。

（二）滞针

在行针时或留针后医者感觉针下涩滞，捻转、提插、出针均感困难而患者则感觉痛剧者，称为滞针。

1. 原因　患者精神紧张，当针刺入腧穴后，患者局部肌肉强烈收缩；或行针手法不当，向单一方向捻针太过，以致肌肉组织缠绕针体而成滞针。若留针时间过长，有时也可出现滞针。

2. 症状　针在体内，捻转不动，提插、出针均感困难，若勉强捻转提插时，则患者痛不可忍。

3. 处理　若患者精神紧张，局部肌肉过度收缩时，可稍延长留针时间，或于滞针腧穴附近进行揉按或者叩弹针柄，或在附近再刺1～2针，以宣散气血，从而缓解肌肉痉挛。若行针不当，或单向捻针而致滞针者，可向相反方向将针捻回，并用刮柄、弹柄法，使缠绕的肌纤维回释，即可消除滞针。

4. 预防　对于精神紧张者，应先做好解释工作，消除患者不必要的顾虑。注意行针的操作手法和避免单向捻转。若用搓法，应注意与提插法的配合，则可避免肌纤维缠绕针身，防止滞针的发生。

（三）弯针

进针时或将针刺入腧穴后，针身在体内形成弯曲者，称为弯针。

1. 原因　医者进针手法不熟练，用力过猛、过速，以致针尖碰到坚硬组织器官，或患者在针刺或留针时移动体位，或针柄受到某种外力压迫、碰击等，均可造成弯针。

2. 症状　针柄改变了进针或刺入留针时的方向和角度，提插、捻转及出针均感困难，而患者感到疼痛。

3. 处理　出现弯针后，即不得再行提插、捻转等手法。如针身轻微弯曲，应慢慢将针起出。若针身弯曲角度过大，应顺着弯曲方向将针起出。若弯针由患者移动体位所致，应协助患者先矫正体位，待局部肌肉放松后，再将针缓缓起出，切忌强行出针，以免将针体断入体内。

4.预防　医者进针手法要熟练，指力要均匀，并要避免进针过速、过猛。选择适当体位，在留针过程中，嘱患者不要随意变动体位。注意保护针刺部位，针柄不得受外物碰撞和压迫。

（四）断针

断针又称折针，是指针体折断在患者体内。

1.原因　针具质量欠佳，针身或针根有损伤剥蚀；进针前失于检查；针刺时将针身全部刺入腧穴；行针时强力提插、捻转，肌肉猛烈收缩；留针时患者随意变动体位，或弯针、滞针未能进行及时的正确处理等，均可造成断针。

2.症状　行针时或出针后发现针身折断，其断端部分针身尚露于皮肤外，或断端全部没入皮肤之下。

3.处理　医者态度必须从容镇静，嘱患者切勿变动原有体位，以防断针向肌肉深部陷入。若残端部分针身显露于体外，可用手指或镊子将针起出。若断端与皮肤相平或稍凹陷于体内，可用左手拇、食二指垂直向下挤压针孔两侧，使断针暴露体外，右手持镊子将针取出。若断针完全进入皮下或肌肉深层，应在 X 线下定位，手术取出。

4.预防　为了防止折针，应认真仔细地检查针具，对不符合质量要求的针具剔出不用。避免过猛、过强地行针。在行针或留针时，应嘱患者不要随意更换体位。针刺时不可将针身全部刺入腧穴，应留部分针身在体外，以便于针根断折时取针。在进针、行针过程中，如发现弯针，应立即出针，切不可强行刺入、行针。对于滞针等亦应及时正确处理，不可强行硬拔。

（五）血肿

血肿是指针刺部位出现皮下出血而引起的肿痛。

1. 原因　针尖弯曲带钩，使皮肉受损；患者血小板偏低，凝血功能低下；刺伤血管；使用抗凝药物等。

2. 症状　出针后，针刺部位肿胀疼痛，局部皮肤呈现青紫色。

3. 处理　微量的皮下出血而出现局部小块青紫者，不必处理，可以自行消退。若局部肿胀疼痛较剧，青紫面积大而且影响到运动功能者，可用冰袋冷敷并压迫止血，24 小时后可做局部热敷或轻轻揉按，以促使局部瘀血消散吸收。

4. 预防　仔细检查针具；熟悉人体解剖部位，避开血管针刺；了解患者的血小板和凝血功能情况，低下者禁忌针刺；出针后立即用无菌干棉签按压针孔。

（六）气胸

当气体进入胸膜腔造成积气状态时，称为气胸。

1. 原因　针刺胸部、背部和锁骨附近的穴位过深，刺破肺组织，气体进入胸膜腔，积聚于胸膜腔而导致气胸。

2. 症状　患者突感胸闷、胸痛、气短、心悸，严重者呼吸困难、发绀、冷汗、烦躁、恐惧，甚者血压下降，出现休克等危急现象。检查时，肋间隙变宽，叩诊胸部呈鼓音，听诊肺呼吸音减弱或消失，气管可向健侧移位。X 线检查可见肺组织被压缩的现象。轻度气胸者，出针后并不出现症状，而是过一段时间才逐渐感到胸闷、胸痛、呼吸困难等症状。

3. 处理　一旦出现气胸的症状和体征，应立即出针，并让患者采取半坐卧位，嘱咐患者心情平静，切勿紧张恐惧、反转体位。闭合性气胸根据气胸量的多少又可以分为少量气胸（肺压缩＜30%）、中等量气胸（肺压缩30%～50%）和大量气胸（肺压缩＞50%）。少量气胸，临床常无明显症状时，医者要密切观察，随时对症处理，可给予镇咳类药物，以防止肺组织因咳嗽扩大创口，加重积气，也可给予低流量吸氧，气胸可自动慢慢吸收；中等量和大量气胸常需要胸穿或胸腔闭式引流处理。

4. 预防 医者针刺时要集中思想，选好适当的体位，根据患者体形肥瘦，掌握进针深度，施行提插手法的幅度不宜过大。胸背部腧穴应斜刺、横刺，不宜长时间留针。

（七）刺伤脑脊髓

针刺过深，或针刺方向、角度不当，可造成脑脊髓损伤。

1. 原因 脑脊髓是中枢神经统率周身各种机体组织的总枢纽、总通道，而它的表层分布有督脉和华佗夹脊等一些重要腧穴，如风府、哑门、大椎、风池及背部正中线第一腰椎以上棘突间腧穴。若针刺过深，或针刺方向、角度不当，均可伤及脊髓，造成严重后果。

2. 症状 如误伤延髓，可出现头痛、恶心、呕吐、呼吸困难、休克和神志昏迷等。如刺伤脊髓，可出现触电样感觉向肢端放射，甚至引起暂时性肢体瘫痪，有时可危及生命。

3. 处理 当出现上述症状时，应马上出针。轻者需安静休息，经过一段时间后，患者可自行恢复。重者则应请有关科室如神经外科会诊，进行恰当及时的抢救。

4. 预防 凡针刺督脉腧穴第十二胸椎以上及华佗夹脊穴者，要明确掌握针刺深度、方向和角度。如针刺风府、哑门穴，针尖方向不可上斜，不可过深；针刺风池穴，进针方向朝向鼻尖。在行针时只宜捻转手法，避免提插手法，禁用捣刺手法。

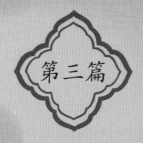

第三篇

临床常用辨证方法

　　辨证，是在望、闻、问、切四诊所得信息的基础上进行诊断的思维过程。严格地说，辨证是指根据症状、体征等临床资料，在中医学理论的指导下，进行综合分析，认识现阶段疾病的各种证素，并做出具体证名诊断的过程。中医学在发展过程中形成的辨证分类方法有多种，其中较为常用的方法是八纲辨证、脏腑辨证和经络辨证。

第八章

八纲辨证

八纲辨证是指把四诊所收集的资料经过综合分析，将病变概括为阴、阳、表、里、寒、热、虚、实八个部分，从而辨清疾病的部位、性质、正邪盛衰、类别的辨证方法。

八纲辨证将病证从类别上分为阴证、阳证，从病位上分为表证、里证，从病性上分为寒证、热证，从邪正盛衰上分为虚证、实证。

第一节　阴阳辨证

阴阳是八纲中的总纲。

一、阴证

阴证是指阳气虚衰或寒邪凝滞的证候。临床表现：精神萎靡，面色苍白，畏寒肢冷，气短声低，口不渴，便溏，尿清长，舌淡胖嫩，苔白，脉弱。其证候属虚，属寒。

二、阳证

阳证是指体内热邪壅滞或阳气亢盛的证候。临床表现：身热面赤，精神烦躁，气壮声高，口渴喜饮，大便秘结，小便短赤，舌红绛、苔黄，脉洪、滑、实等。

第二节 表里辨证

表里是辨疾病部位、病情轻重和病势趋向的两个纲。

一、表证

表证是指病邪侵袭人体卫表、肌肤的证候。临床表现：以发热、恶寒或恶风、舌苔薄白、脉浮为主。特点：病程短，恶风、恶寒。

二、里证

里证是与表证相对而言，指病变部位深、累及脏腑气血的一类病证。临床表现："非表即里"，即凡非表证及半表半里证的特定证候外的均属里证范畴，主要以脏腑功能失调为主。特点：病程长，不恶风寒，脉象不浮。

第三节 寒热辨证

寒热是辨别疾病性质的两个纲。阳盛则热，阴盛则寒。阳虚生内寒，阴虚生内热。寒热是阴阳偏盛、偏衰的具体表现。辨寒和热，是辨疾病的性质，是治疗中立法用药的依据之一，如寒者热之，热者寒之。

一、寒证

寒证是指感受寒邪或阳虚阴盛，表现为机体功能活动抑制或衰减的证候。临床表现：恶寒或畏寒，喜暖，口淡不渴，面色苍白，肢冷蜷卧，小便清长，大便稀溏，舌淡，苔白而滑，脉迟。

二、热证

热证是指感受热邪或阳盛阴伤，表现为机体功能活动亢进的证候。临床表现：发热喜凉，口渴喜冷饮，面红目赤，烦躁不宁，痰涕黄稠，大便秘结，小便短赤，舌红，苔黄而干，脉数。

第四节　虚实辨证

虚实是用以概括和辨别正气强弱和正邪盛衰的两个纲。

一、虚证

虚证指人体正气不足，脏腑功能衰退，气、血、阴、阳虚损的证候。

1. 血虚证　指血液不足，不能濡养全身各部所表现出来的证候。

2. 气虚证　指全身或某一脏腑功能减退所表现出来的证候。

3. 阴虚证　指体内阴液不足、亏损所表现出来的证候。

4. 阳虚证　指体内阳气不足所表现出来的证候。

二、实证

实证是指邪气盛，脏腑功能亢盛的证候。

第九章

脏腑辨证

脏腑辨证是根据脏腑的生理功能、病理表现，辨别脏腑病位及脏腑阴阳、气血、虚实、寒热等变化，对疾病证候进行分析归纳，借以推究病机，判断病位、病性、正邪、盛衰状况，从而为治疗提供依据的辨证方法，是中医辨证方法中的一个重要组成部分。脏腑辨证包括脏病辨证、腑病辨证、脏腑兼病辨证三个部分。

第一节　心与小肠病辨证

心的病证有虚有实，虚证为气、血、阴、阳之不足，实证多是火、热、痰、瘀等邪气的侵犯。

1. 心气虚、心阳虚证　是指心气不足，心之阳气虚衰所表现的证候。以心的常见症状与气虚证共见的为心气虚证。证候：心悸、气短，活动时加重，自汗，脉细弱或结代为其共有症状。若兼见面白无华、体倦乏力、舌淡苔白，则为心气虚；若兼见形寒肢冷、心胸憋闷、舌淡胖、苔白滑，则为心阳虚。若心脉阻滞，气血运行不畅，则心胸憋闷，舌质为紫暗。

2. 心血虚、心阴虚证　心血虚证是指由心血亏虚，心失濡养所表现的证候；心阴虚证是指由心阴亏损，虚热内扰所表现的证候。本证常由久病耗伤阴血，或失血过多，或阴血不足，或情志不遂，耗伤心血、心阴所致。证候：心悸失眠，健忘多梦为其共有症状。若兼见面白无华、眩晕、唇舌色淡、脉细，为心血虚；若兼见心烦、颧红、潮热、五心热、盗汗、舌红少津、脉细数，为心阴虚。

3. 心火炽盛证   是指心火炽盛所表现的实热证候，常因七情郁久化火，或六淫内郁化火所致。证候：心胸烦热，失眠，面赤口渴，舌尖红赤，或口舌生疮，舌体糜烂疼痛，或吐血衄血，尿黄便秘，甚或狂躁，谵语，苔黄，脉数有力等。

4. 心血瘀阻证   是指瘀血、痰浊阻滞心脉所表现的证候。本证常为继发于心气虚或心阳虚的病证，因阳气不足，血液运行无力，使瘀血内阻，痰浊停聚而致心脉痹阻，往往由于情绪激动、劳累受凉，或过食肥腻、饮酒而诱发或加重。证候：心悸怔忡，心胸憋闷或刺痛，肩背内臂隐痛，时发时止，面唇青紫，舌紫暗或见瘀点瘀斑，脉细涩或结代。

5. 痰迷心窍证   是指由痰浊蒙闭心神所表现的证候，多因七情所伤，肝气郁结，气郁生痰，痰浊阻闭心神所致。证候：面色晦滞，脘闷作恶，痰蒙心神，意识模糊，语言不清，喉有痰声，神志异常，或表现为精神抑郁，神志痴呆，喃喃自语的癫证；甚则表现为突然昏倒，不省人事，两目上视，手足抽搐之痫证；苔腻，脉滑。

6. 痰火扰心   是指火热痰浊之邪侵扰心神所表现的证候。外感热病以高热、痰盛、神志不清为辨证要点；内伤杂病中，轻者以失眠心烦，重者以神志狂乱为辨证要点。证候：外感热病，邪热亢盛，炼液为痰，痰热内扰心神，神志不宁，故见发热，面赤气粗，口苦，痰黄，喉间痰鸣，狂躁谵语，舌红苔黄腻,脉滑数;或出现失眠、心烦,神志错乱,哭笑无常,狂躁妄动,甚则打人骂人。

7. 小肠实热证 是指小肠里热炽盛所表现的证候。心与小肠相表里,该证多由心热下移小肠所致。证候:心烦,口渴,口舌生疮,小便赤涩,尿道灼痛,尿血,舌红,苔黄,脉数。

第二节 肺与大肠病辨证

肺的病证有虚有实,虚证多见气虚和阴虚,实证多由风、寒、燥、热等邪气侵袭或痰湿阻肺所致。

1. 肺气虚证 是指肺气不足所表现的证候。该证多因久咳久喘,或禀赋不足,或由他脏病变影响及肺,致肺气虚功能减弱所致。证候:宗气不足,咳喘无力,动则气短,痰液清稀,声音低微,倦怠无力,面白无华,或自汗畏风,易于感冒,舌淡,脉虚弱。

2. 肺阴虚证 是指肺阴不足,虚热内生的证候。该证多由久咳伤阴,痨虫袭肺,邪热恋肺,耗伤肺阴所致。证候:肺阴不足,虚热内生,干咳无痰,或痰少而稠,或咳痰带血,口干咽燥,声音嘶哑,形体消瘦,潮热,颧红,盗汗,五心烦热,舌红少津,脉细数。

3. 风寒犯肺证 是指感受风寒,肺卫失宣所表现的证候。该证多由外感风寒侵袭,肺卫失宣所致。证候:咳嗽痰稀色白,鼻塞流清涕,或兼恶寒发热,无汗,头身疼痛,苔薄白,脉浮紧。

4. 风热犯肺证 是指由风热之邪侵犯肺卫所表现的证候。该证是由外感风热犯肺,肺失宣降,肺气上逆,热灼津液所致。证候：咳嗽，咳黄稠痰不爽，口渴，咽喉痛，头身痛，恶风发热，舌边、舌尖红，苔薄黄，脉浮数。

5. 燥邪犯肺证　是指由燥邪犯肺卫所表现的证候。该证多因秋令燥邪犯肺，耗伤肺津，津亏液少，肺失清肃，津液不布所致。燥邪有凉燥、温燥之分。凉燥性近于寒，故证似风寒；温燥性近于热，故证似风热。证候：干咳无痰，或痰少而黏，不易咳出，唇、舌、咽、鼻干燥欠润，大便干燥，或身热恶寒，或胸痛咯血，舌红苔薄黄，或舌干苔薄白，脉数或浮数或细数。

6. 痰热壅肺证　是指热邪夹痰内壅于肺所表现的实热证候。该证多因温热之邪从口鼻而入，热邪壅肺，煎熬津液成痰，痰热郁阻，肺气不利，宣降失常或血腐化脓，热扰心神所致。证候：咳嗽气喘，呼吸气促，甚则鼻翼煽动，咳痰黄稠，或痰中带血，或咳脓血痰有腥臭味，发热，胸痛，烦躁不安，口渴，小便黄，大便秘结，舌红，苔黄腻，脉滑数。

7. 痰湿阻肺证　是指由痰湿阻滞于肺而表现的证候。该证常因久咳伤肺，肺不布津，水液停聚而为痰湿；或脾虚生湿，输布失常，水湿凝聚为痰，上渍于肺；或感受寒邪，肺失宣降，水液停聚，而为痰湿所致。痰湿阻滞肺与气道，肺气上逆与肺气不利，见痰湿内阻之征。证候：咳嗽痰多性黏，色白易咳出，胸闷，或见气喘，喉中痰鸣，舌淡，苔白腻，脉滑。

8. 大肠湿热证　是指湿热蕴结于大肠所表现的证候。该证多由饮食不节，过食生冷，或食不洁之物，暑湿热毒侵犯肠胃所致。湿热蕴结大肠，气机阻滞；湿热熏灼肠道，脉络损伤，血腐为脓；湿热下注大肠，传导失职，临证见湿热之象。证候：腹痛，泻泄秽浊，或下痢赤白脓血，里急后重，肛门灼热，小便短赤，或发热口渴，舌红，苔黄腻，脉滑数。

第三节 脾与胃病辨证

脾胃病证皆有寒热虚实之不同。脾以虚证常见，脾病以阳气虚衰，运化失调，水湿痰饮内生，以及气虚下陷为常见。胃以实证为多，胃病以受纳腐熟功能障碍，胃上逆为主要病理改变。

1.脾气虚证 是指脾气不足，失其健运而表现的证候。该证多由饮食不节或饮食失调，或过度劳倦，损伤脾气所致。脾气虚运化失常，水湿不化，流注肠中；脾气虚弱，气血生化不足。证候：食少纳呆，口淡无味，脘腹胀满，便溏或先干后溏，少气懒言，四肢倦怠，消瘦，面色萎黄，舌淡苔白，脉缓弱。

2.脾阳虚证 是指脾阳虚衰，阴寒内盛所表现的证候。该证多由脾气虚发展而来，损伤脾阳所致。脾之运化减弱，阳虚阴盛，寒凝气滞，中焦虚寒，水湿不能运化。证候：腹胀纳少，脘腹冷痛，喜温喜按，形寒肢冷，大便稀溏或泻泄清谷，口淡不渴，肢体浮肿，或白带清稀量多，舌质淡胖，苔白滑，脉沉迟无力。

3.中气下陷证 是指脾气虚，主升的功能失常所表现的证候。中气下陷证由脾气虚进一步发展而来。脾气虚升举无力，内脏无托，固摄无权，清阳之气不能上升于头。证候：脘腹有坠胀感，食后益甚，或便意频数，肛门坠重，或久痢不止，甚则脱肛，或内脏下垂，或小便混浊如米泔，伴见头晕目眩，少气无力，肢体倦怠，食少便溏，舌淡苔白，脉虚弱。

4.脾不统血证 是指脾气虚不能统摄血液所表现的证候。

该证多因久病，脾气虚弱所致。脾气虚弱，不能统摄，血液不能循经而行，溢于肌肤或胃肠。证候：便血，尿血，肌衄，鼻衄，齿衄，或妇女月经过多，崩漏等，伴有食少便溏，神疲乏力，少气懒言，面白无华，舌淡，脉细弱。

5. 寒湿困脾证　是指寒湿内盛，脾阳受困所表现的证候。该证多因贪凉饮冷，过食生冷瓜果，居住潮湿或内湿素盛所致。脾胃为湿邪所困，升降失常，湿性黏滞重浊，阳气被困，中阳被寒湿所闲，水湿溢于肌肤。证候：脘腹胀闷，不思饮食，泛恶呕吐，口黏不爽，腹痛溏泄，头重身困或浮肿，苔白腻或舌淡胖，脉濡缓。

6. 脾胃湿热证　是指湿热蕴结脾胃所表现的证候。该证多由感受湿热外邪，或饮食不节所致。湿热之邪蕴结脾胃，升降失常，湿性黏滞，湿热上泛、阻遏、互结，湿热内蕴脾胃，熏蒸肝胆，胆汁不循常道而外溢。证候：脘腹痞闷，恶心欲吐，口黏而甜，肢体困重，大便溏泄不爽，小便短赤不利，或面目肌肤发黄，或皮肤发痒，或身热起伏，汗出热不解，舌红，苔黄腻，脉濡数。

7. 胃阴虚证　是指胃阴亏虚所表现的证候。该证多由湿热病后热盛伤津所致。胃阴不足，胃阳偏亢，虚热内生，胃阴亏虚不能滋润咽喉，不能濡润大肠，胃失阴液滋润，胃气不和，阴虚热扰，胃气上逆。证候：胃阴不足，胃阳偏亢，虚热内生，胃气不和，胃脘隐痛，饥不欲食，口燥咽干，大便干结，或脘痞不舒，或干呕呃逆，舌红少津，脉细数。

8. 胃火炽盛证　是指胃中火热炽盛所表现的实热证。该证多由平素过食辛辣之品，化热生火，或情志不遂，气郁化火所致。胃火内炽，煎灼津液，肝经郁火横逆侮土，肝胃气火上逆，胃热盛腐熟水谷功能亢进，胃的经脉上络齿龈，胃热上蒸，灼伤血络。证候：胃脘灼热疼痛，吞酸嘈杂，呕吐，或食入即吐，胃火内炽，煎灼津液，渴喜冷饮，消谷善饥，或牙龈肿痛溃烂，齿衄，口臭，大便秘结，小便短黄，舌红，苔黄，脉滑数。

9. 食滞胃脘证　是指食物停滞胃脘所表现的证候。该证多因饮食不节，暴饮暴食，食滞于胃脘，阻滞气机而致。胃失和降而上逆，胃中腐败谷物夹腐蚀之气上泛，食浊下趋，积于肠道。证候：脘腹胀满或疼痛，嗳腐吞酸，或呕吐酸腐馊食，吐后腹痛得减，厌食，矢气酸臭，大便溏泄，排出物酸腐臭秽，舌苔厚腻，脉滑。

第四节　肝与胆病辨证

肝的病证有虚有实，虚证多为肝阴、肝血不足；实证多为气郁火盛及寒邪、湿热等侵犯；而肝阳上亢，肝风内动，多为虚实夹杂之证。

1. 肝气郁结证　是指肝失疏泄，气机郁滞所表现的证候。该证多由情志不遂，肝郁化火，或过食肥腻，或因外感火热之邪所致。肝火内盛上攻于头，不能疏泄情志，不能藏神，以及肝不能藏血。证候：情志抑郁或易怒，胸闷不舒喜叹息，少腹胀痛，胸胁胀痛或痛如锥刺，或咽部有梗塞感，或胁下痞块；妇女可见乳房胀痛，痛经，月经不调，甚则闭经；舌紫或边有瘀斑，脉弦涩。

2. 肝火上炎证　指肝火炽盛而上炎所表现的实热证候。该证多由情志不遂，肝郁化火，或过食肥腻，或因外感火热之邪所致。证候：头痛、眩晕、面红目赤、急躁易怒、口苦咽干、耳鸣耳聋、不眠或恶梦纷纭、胁肋灼痛、耳鸣耳聋，尿黄便秘，或吐血衄血，或目赤肿痛，舌红苔黄，脉弦数。

3. 肝血虚证　是指因肝藏血不足，导致肝血亏虚所表现的证候。该证多因生血不足，或失血过多所致。肝血不足，不能上荣于头面，血不养筋，血海空虚。证候：眩晕，耳鸣，面白无华，爪甲不荣，两目干涩，视物模糊，夜盲，肢体麻木，筋脉拘挛，妇女月经量少或闭经，舌淡，脉细。

4. 肝阴虚证　是指肝阴不足，虚热内扰所表现的证候。该证多由情志不遂，气郁化火，而肝阴不足，阴阳失调所致。肝阴不足，不能上滋头目、濡养肝络、上注于目，阴虚生内热，热扰心神，出现阴虚内热之象。证候：头晕，头痛，耳鸣，烦躁，胁肋隐痛，两目干涩，视物模糊，五心烦热，潮热盗汗，咽干口燥，舌红少津，脉弦细数。

5. 肝阳上亢证　是指肝失疏泄，肝气亢奋或肝肾阴虚，阴不潜阳，肝阳上扰头目所表现的证候。该证多由素体阳旺，或内伤七情所致。肝阳上亢是肝的阴阳失调。肝失疏泄，肝气亢奋，或肝阴不足，肝阳上扰头目，肝阳化火，出现肝阳上亢之象。证候：头胀痛，眩晕目胀，或面部烘热，或面红目赤，口苦咽干，急躁易怒，大便干结，小便黄，舌红，苔黄，脉弦数。

6. 肝风内动证　凡是病变过程中出现动摇、眩晕、抽搐等症状的，均归属于肝风。一般常有肝阳化风、热极生风与血虚生风三种。

（1）肝阳化风证：是指肝阳亢逆无制而表现风动的证候。该证多由肝阳上亢发展而来，肝阳亢逆无制，阳亢于上，阴亏于下，则风自内生颠顶，横窜脉络，上盛下虚，阳盛则可灼液成痰，风阳夹痰上扰，蒙蔽清窍，风痰窜络，经气不利，出现肝阳化风之象。证候：头晕欲扑，头痛而摇，项强，肢麻，肢体震颤，语言不利，步履不稳，舌红，脉弦细。

（2）热极生风证：是指热邪亢盛引起抽搐等动风的证候。外感温热，邪热炽盛，灼伤肝经，筋脉失养而动风，故抽搐项强，角弓反张，两目上翻。热入心包，心神被扰为热象。证候：高热，烦渴，躁扰不安，抽搐，项强，两目上翻，甚则角弓反张，神志昏迷，舌红苔黄，脉弦数。

（3）血虚生风证：是指血虚筋脉失养所表现的风动证候。该证多由急慢性出血过多，或久病血虚所引起。证候：参见"肝血虚证"。

7. 肝胆湿热证 是指湿热蕴结肝胆所表现的证候。该证多由感受湿热之邪，或嗜酒肥甘，化生湿热所致。湿热内蕴，肝胆疏泄失常，气机郁滞，湿热熏蒸，胆气上溢，脾胃升降失常，肝脉绕阴器，湿热下注。证候：胁肋胀痛，口苦纳呆，呕恶腹胀，大便不调，小便短黄，苔黄腻，脉弦数，或身目发黄，发热，或见阴囊湿疹，或睾丸肿大热痛，或外阴瘙痒，带下黄臭。

8. 寒凝肝脉证 是指寒邪凝滞肝脉所表现的证候。该证多由外感寒邪侵袭肝经，使气血凝滞，寒凝肝脉，气血凝涩所致。证候：腹胀痛，睾丸坠胀，遇寒加重，或阴囊缩，痛引少腹，苔白，脉沉弦。

9. 胆郁痰扰证 是指胆失疏泄，痰热内扰所表现的证候。该证多由情志不遂，气郁化火生痰，痰热内扰所致。胆热犯胃，胃气上逆；胆气郁滞，痰热循经上扰，出现痰热内蕴之象。证候：惊悸不寐，烦躁不安，口苦，泛恶呕吐，胸闷胁胀，头晕目眩，耳鸣，舌黄苔腻，脉弦滑。

第五节　肾与膀胱病辨证

肾为先天之本，藏真阴而寓元阳，只宜固藏，不宜泄露。此外，任何疾病发展到严重阶段，都可累及肾，所以肾病多虚证。肾病常见有肾阳虚、肾气不固、肾不纳气、肾虚水泛、肾精不足、肾阴虚等证。膀胱多见湿热证。

1. 肾阳虚证　是指肾脏阳气虚衰所表现的证候。该证多因素体阳虚，年高肾亏所致。肾阳虚阳气不能温煦肌肤，肾阳不能温脾阳，肾处下焦，阳气不足，阴寒盛于下，气血亏损，出现生殖功能减退与膀胱气化功能障碍。证候：腰膝酸软，形寒肢冷，下肢为甚，头晕耳鸣，神疲乏力，阳痿，不孕，尿少，浮肿，或五更泄，面色㿠白，舌淡胖，脉沉弱。

2. 肾气不固证　是指肾气亏虚，固摄无权所表现的证候。该证多由年高肾气衰弱，或年幼肾气不充所致。肾气不固，膀胱失约，不能储藏精液，夜间为阴盛阳衰之时，肾气虚则阴寒更甚，故见肾气不固之象。证候：腰膝酸软，小便频数、清长，遗尿，小便失禁，或余沥不尽，夜尿多，滑精早泄，白带清稀，胎动易滑，舌淡苔白，脉沉弱。

3. 肾虚水泛证　是指肾阳虚不能主水，水湿泛滥表现的证候。此证多由素体虚弱，肾阳虚衰，以致水湿泛滥所致。肾阳虚致膀胱不能化气行水，水溢于肌肤，水液不能蒸腾，水凌心肺，致心阳受阻，肺失肃降；不能温煦肢体，出现阳虚水泛之证候。证候：全身水肿，腰以下水肿尤甚，按之没指，腹胀满。小便少、小便不利，腰膝酸软，形寒肢冷，或见心悸气短，喘咳痰鸣，舌淡胖嫩有齿痕，苔白滑，脉沉细。

4.肾不纳气证　是指肾气虚衰，气不归原所表现的证候。该证多由久病咳喘，肺虚及肾，或年老体弱肾气虚衰所致。肾气虚，下元不固，气失摄纳，动则耗气。证候：久病咳喘，呼多吸少，气不得续，动则喘息益甚，自汗神疲，声音低怯，腰膝酸软，舌淡苔白，脉沉细无力。

5.肾精不足证　是指肾精亏损，反映为生殖、生长功能低下所表现的证候。该证多因禀赋不足，先天元气不充，或后天失养所致。肾精亏少，精亏则髓少，性功能减退。证候：男子精少不育，女子经闭不孕，性功能减退；小儿身材矮小，发育迟缓，可见五迟（立迟、行迟、发迟、语迟、齿迟），五软（头软、项软、手足软、肌软、口软）；成人则见早衰，发脱齿摇，耳鸣耳聋，健忘恍惚，足痿无力等衰老现象。

6.肾阴虚证　是指肾阴液亏虚，虚热内扰所表现的证候。该证多由久病伤肾，或房事过度，或急性热病后，或情志内伤，耗伤肾阴所致。肾阴虚，精少，不能生髓充骨养脑，虚热内生。证候：眩晕，耳鸣耳聋，失眠多梦，咽干舌燥，发落齿摇，腰膝酸软，形体消瘦，五心烦热，盗汗，男子遗精，女子经闭、不孕，或见崩漏，舌红苔少而干，脉细数。

7.膀胱湿热证　是指湿热蕴结膀胱所表现的证候。该证多由外感湿热之邪，蕴结膀胱，或饮食不节，湿热内生，下注膀胱所致。膀胱气化失常，湿热蕴结、阻滞、郁蒸，湿热煎熬津液，渣滓沉结而成砂石，下迫尿道，膀胱与肾相表里，腑病及脏，湿热阻滞肾府。证候：尿急，尿频，尿涩少而痛，尿黄赤混浊，或尿血，或尿有砂石，可伴有发热，腰痛，舌红，苔黄腻，脉数。

第六节　脏腑兼病辨证

人体各脏腑之间在生理功能上是相互密切联系的，因此病变时常相互影响。凡两个或两个以上脏腑相继或同时发病者，即为脏腑兼病。现将脏与脏、脏与腑的常见兼证分述如下。

1. 心肺气虚证　是指心肺两脏气虚所表现的证候。该证多由久病咳喘，耗伤心肺之气，或禀赋不足所致。肺气虚弱，宗气生成不足则使心气亦虚。反之，心气先虚，宗气耗散，亦致肺气不足，从而导致心肺气虚。宗气不足，心的鼓动力弱，不能推动以行呼吸，肺气不能敷布津液。证候：心悸，咳喘，气短乏力，动则尤甚，胸闷，痰液清稀，声音低怯，头晕，神疲，自汗，面白无华，舌淡苔白，或舌淡紫，脉细无力。

2. 心脾两虚证　是指心血亏虚，脾气虚弱所表现的证候。该证多由久病失调，慢性出血，以致心血耗伤，脾气受损所致。脾气虚弱，生血不足，或统摄无权，血溢脉外，则导致心血虚。心血不足，无以化气，则脾气亦虚，因而形成心脾两虚证。心血不足，神失所藏；脾虚不能摄血，气血生化无源。证候：心悸，健忘，失眠多梦，饮食减少，腹胀便溏，倦怠乏力，面色萎黄，或皮下出血，妇女月经量多色淡，或崩漏或经少或经闭，舌淡，脉细弱。

3. 心肾不交证　是指心肾水火既济失调所表现的证候。该证多由久病伤阴，或房事过度，或思虑太过所致。肾水不足，不能上滋心阴，则心阳偏亢，或心火亢于上，内耗阴精，致肾阴亏于下。心肾阴阳水火失去了协调既济的关系，就形成了心肾不交之证。肾水不升，心火无制，心神不安，虚火内扰，精关不固。证候：心烦失眠，心悸健忘，头晕耳鸣，咽干，腰膝酸软，多梦遗精，潮热盗汗，小便短赤，舌红少苔，脉细数。

4.心肾阳虚证 是指心肾阳气虚衰失去温运而表现的虚寒证候。该证多由久病不愈，或劳倦内伤所致。心阳虚衰，病久及肾，肾阳亦衰，以致心肾阳虚。阳衰不能温养机体，心肾阳虚，鼓动乏力，不能温运血液而血行瘀滞，肾阳不能气化水液而水液内停。证候：形寒肢冷，心悸，小便不利，水液泛滥肌肤则身肿、肢体浮肿，水气凌心则喘息，甚则唇甲青紫，舌青紫暗淡，苔白滑，脉沉微。

5.肝脾不调证 是指肝失疏泄，脾失健运所表现的证候。肝失疏泄，肝郁气滞，肝郁乘脾，气机失调，致脾失健运，清气不升，而形成肝脾不调之证。证候：胁肋胀、闷痛，情志抑郁或急躁易怒，纳呆，腹胀，便溏或腹痛泄泻，泻后气滞得畅，疼痛缓解，苔白腻，脉弦。

6.肝胃不和证 是指肝失疏泄，胃失和降所表现的证候。该证多因情志不遂，肝气横逆犯胃，胃失和降，影响肝之疏泄所致。肝郁气滞，经气不利，肝气横逆，气滞于胃脘，气郁于胃中而生热。证候：胸胁、胃脘胀满疼痛，呃逆，嗳气，吞酸嘈杂，苔薄黄，脉弦。

7.肝火犯肺证 是指肝经气火上逆犯肺所表现的证候。该证多因情志郁结，肝郁化火，火灼肺络，上逆犯肺，肺失清肃所致。证候：胸胁灼痛，咳逆上气，甚则咯血，急躁易怒，头晕目赤，烦热口苦，舌红，苔薄黄，脉弦数。

8.肝肾阴虚证 是指肝肾两脏阴液亏虚所表现的证候。该证多由久病失调，房事过度，情志内伤等引起。肾阴不足，则水不涵木，因而肝阴亦亏；肝阴不足，则累及肾阴，以致肝肾阴亏，虚火上扰。证候：头晕目眩，视物模糊，耳鸣，胁痛，腰膝酸软，咽干，颧红，盗汗，五心烦热，男子遗精，女子月经不调，舌红少苔或无苔，脉细数。

9. 肺脾气虚证　是指肺脾两脏气虚所表现的证候。该证多由久病咳喘，肺虚及脾，或饮食不节，劳倦伤脾，不能输精于肺所致。证候：久咳不止，气短而喘，痰多稀白，食欲不振，腹胀便溏，甚则面浮足肿，舌淡苔白，脉细弱。

10. 肺肾阴虚证　是指肺肾两脏阴液不足所表现的证候。该证多因久咳耗伤肺阴，进而耗伤肾阴所致。证候：咳嗽痰少，间或咯血，腰膝酸软，消瘦，骨蒸潮热，口干咽燥或声音嘶哑，盗汗，颧红，遗精，舌红少苔，脉细数。

11. 脾肾阳虚证　是指脾肾两脏阳气亏虚所表现的证候。该证多由脾肾久病耗气伤阳，导致脾肾阳虚。脾肾阳虚，不能温养形体，经脉凝滞，不能运化水液。证候：形寒肢冷，面色㿠白，腰膝或下腹冷痛，下利清谷，或五更泄泻，或面浮肢肿，小便不利，甚则出现腹水，舌淡胖大，脉沉弱。

第十章

经络辨证

　　经络辨证，是以经络学说为理论依据，对患者的若干症状、体征进行分析综合，以判断病属何经、何脏、何腑，从而进一步确定发病原因、病变性质、病理转机的一种辨证方法。经络辨证是中医诊断学的重要组成部分。

　　经络是人体经气运行的通道，又是疾病发生和传变的途径。其分布周身，运行全身气血，联络脏腑肢节，沟通上下内外，使人体各部相互协调，共同完成各种生理活动。故当外邪侵入人体，经气失常，病邪会通过经络逐渐传入脏腑；反之，如果内脏发生病变，同样也循着经络反映于体表，在体表经脉循行的部位，特别是经气聚集的腧穴之处，出现各种异常反应，如麻木、酸胀、疼痛，或对冷热等刺激的敏感度异常，或皮肤色泽改变，或见脱屑、结节等。如《素问·脏气法时论》曰："肝病者，两胁下痛引少腹……肺病者，喘咳逆气，肩背痛……"胁下、少腹、肩背便是该脏经络循行之处。正是由于经络系统能够有规律地反映出若干证候，因此临床可以根据这些证候，用经络辨证的方法进一步确定病变性质及其发展趋势。

　　经络辨证与脏腑辨证互为补充，二者不可截然分开。脏腑辨证侧重于阐述脏腑功能失调所出现的各种症状，而经络辨证则主要是论述经脉循行部位出现的异常反应，对其所属脏腑的病证论述得较为简略，是对脏腑辨证的补充。经络辨证对临床各科，特别是针灸、按摩、导引等治疗具有重要意义。

第一节　十二经脉病证

十二经脉，包括手、足三阴经和三阳经。它们的病理表现有三个特点：一是经脉受邪、经气不利出现的病证与其循行部位有关，如膀胱经受邪则腰背、腘窝、足跟等处疼痛；二是与经脉特性和该经所属脏腑的功能失调有关，如肺经为十二经之首，易受外邪侵袭而致气机壅塞，故见胸满、咳喘气逆等肺失宣降的症状；三是一经受邪常影响其他经脉，如脾经患病可出现胃脘疼痛、食后作呕等胃经病证。由上可见，十二经病证是有一定规律可循的，掌握其规律和特点，便可以帮助我们推求出病因病机与病名，更好地指导临床。

一、手太阴肺经病证

手太阴肺经病证，是指手太阴肺经经脉循行部位及肺脏功能失调所表现的临床证候。肺主气，司呼吸，连喉系。每日寅时周身气血俱注于肺。

1.临床表现　肺胀、咳喘、胸部满闷，缺盆中痛，肩背痛，或肩背寒，少气，伤风，自汗出，臑或臂内前廉痛，掌中热，小便频数或色变等。

2.证候分析　肺者生气之源，其脉循胃口上膈属肺。肺合皮毛，肌表受邪，内传于肺，失其宣降，致胸闷胀满、咳喘气逆；缺盆为十二经通络，与肺接近，肺气不畅，故见疼痛；肺经行于胸臂间，其经气不利，则肩背及臑、臂内侧前缘疼痛，掌中热；邪客于肌表，卫气郁闭，故是恶寒发热；腠理不固，则汗出；外邪入里化热，或肺经有热，则可见烦渴、咽干；肺为肾母，邪伤其气，故小便频数或色变。

二、手阳明大肠经病证

手阳明大肠经病证，是指手阳明大肠经经脉循行部位及大肠功能失调所表现的临床证候。大肠禀燥化之气，主津液之所生。每日卯时周身气血俱注于大肠。

1.临床表现 齿痛，颈肿，咽喉肿痛，鼻衄，目黄口干，肩臂前侧疼痛，拇、食指疼痛及活动障碍。

2.证候分析 手阳明大肠经的支脉，从缺盆上颈贯颊入齿，故病则齿痛、颈肿、咽喉肿痛；大肠经之别络达目，邪热炽盛，则目黄口干；热盛迫血妄行，故鼻衄；病邪阻滞经脉，气血不畅，则肩臂前侧疼痛，拇、食指疼痛及活动障碍。

三、足阳明胃经病证

足阳明胃经病证，是指足阳明胃经经脉循行部位及胃腑功能失调所表现的临床证候。脾与胃相连，以脏腑而言，二者均属土；以表里而言，脾阴而胃阳；以运化而言，脾主运而胃主化。每日辰时周身气血俱注于胃。

1.临床表现 壮热，汗出，头痛，颈肿，咽喉肿痛，齿痛，或口角㖞斜，鼻流浊涕，或鼻衄，惊惕狂躁，或消谷善饥，脘腹胀满，或膝膑肿痛，胸乳部、腹股部、下肢外侧、足背、足中趾等多处疼痛，足中趾活动受限。

2.证候分析 胃经多气多血，受邪后易从阳化热，则见里实热证。里热内盛则壮热；邪热迫津外出致汗出；胃火循经上炎，则见头痛、颈肿、咽喉肿痛、齿痛、口唇疮疹；若风邪侵袭，可见口角喎斜、鼻流浊涕；热盛迫血妄行，则鼻衄；热扰神明，则惊惕发狂而躁动；胃火炽盛，致消谷善饥；胃病及脾，中焦气阻，则脘腹胀满；胃经受邪，气机不利，则所循行部位如胸乳部、腹股部、下肢外侧、足背、足中趾等多处疼痛，且活动受限。

四、足太阴脾经病证

足太阴脾经病证，是指足太阴脾经经脉循行部位及脾脏功能失调所表现的临床证候。脾为胃行其津液，为十二经脉的根本。每日巳时周身气血注于脾。

1.临床表现　舌根强痛，食则呕，胃脘痛，腹胀善噫，得后与气则快然如衰，身重乏力，体不能动摇，食不下，烦心，心下急痛，溏泄，癥瘕，水闭，黄疸，不能卧，股膝内肿厥，足大趾不用。

2.证候分析　脾经血少气多，如果经气发生变动，因其脉连舌本，所以出现舌根强硬。脾病失运，所以食则呕，胃脘痛，腹胀。若阴盛而上走阳明，故气滞而为嗳气；得后与气则快然如衰者，为脾气得以输转而气通，所以矢气或大便后腹胀和嗳气就得以衰减或暂时消除。脾主肌肉，湿邪内困，故身体皆重。脾不健运，筋脉失养，则舌本痛，肢体关节不能动摇。足太阴支脉上膈注心中，故病则为烦心，心下急痛。脾经有寒，则为溏泄；脾经有郁滞则为癥瘕。脾病不能制水则为泄，为水闭，为黄疸，不能卧。足太阳脾经起于大趾，上膝股内前廉，故病则为肿，为厥，为大趾不用等。

五、手少阴心经病证

手少阴心经病证，是指手少阴心经经脉循行部位及心脏功能失调所表现的临床证候。手少阴心经少血多气，十二经之气皆感而应心，十二经之精皆贡而养心，故心为生之本，神之居，血之主，脉之宗。每日午时周身气血俱注于心。

1.临床表现 心胸烦闷疼痛，咽干，渴而欲饮，目黄，胁痛，桡臂内侧后缘痛厥，掌中热。

2.证候分析 心属火脏，故心经病变多见热证。心火内盛，则心胸烦闷疼痛；本经的支脉从心系上夹于咽部，故心火上炎，心阴耗损，则咽干，渴而欲饮；其支脉系于目系，又出于胁下，故目黄胁痛。心脉又循桡臂内侧入掌中，故而为病可见桡臂内侧后缘痛和掌中发热。

六、手太阳小肠经病证

手太阳小肠经病证，是指手太阳小肠经经脉循行部位及小肠功能失调所表现的临床证候。小肠为受盛之官，化物所出，与心为表里。每日未时周身气血俱注于小肠。

1.临床表现 耳聋，目黄，咽痛，肩似拔，臑似折，颈、颌、肩、臑、肘、臂外后廉痛。

2.证候分析 小肠经属阳，其病多热。小肠经支脉从缺盆循颈上颊，至目锐眦，即入耳中，故病则出现聋、目黄、咽痛；肩似拔、臑似折，乃手太阳之脉循臑外后廉出肩解绕肩胛，交肩上的缘故。热邪侵袭小肠经脉，则肩、臑、肘、臂外侧后缘等处疼痛。

七、足太阳膀胱经病证

足太阳膀胱经病证，是指足太阳膀胱经经脉循行部位及膀胱功能失调所表现的临床证候。膀胱为州都之官，藏津液。每日申时周身气血俱注于膀胱。

1.临床表现　发热，恶风寒，鼻塞流涕，头痛，项背强痛；目似脱，项如拔，腰似折，腘如结，踹如裂；癫痫狂证，疟疾，痔疮；腰脊、腘窝、腓肠肌、足跟和小趾等处疼痛，活动障碍。

2.证候分析　膀胱经行于背部，易受外邪侵袭。邪客体表，卫阳郁滞，故见发热，恶风寒，鼻塞流涕。本经脉上额交颠入络脑，故见头痛，项背痛；又因足太阳经起目内眦，还出别下项，抵腰中，过髀枢，下合腘中，贯踹内，故本经有病，疼痛得眼珠好像要脱出一样，颈项好像被人拉拔一样，腰好像要折断一样，膝弯部位好像结扎一样不能弯曲，踹部（小腿肚）好像被撕裂一样疼痛，股关节屈曲不利，其所过部位均疼痛，足小趾不能随意运动。热邪极盛则发生癫痫狂证、疟疾；热聚肛门，气血壅滞，则酿生痔疮。

八、足少阴肾经病证

足少阴肾经病证，是指足少阴肾经经脉循行部位及肾脏功能失调所表现的临床证候。肾脏藏精主水，属阳气初转、阴气乍生之少阴。每日酉时周身气血俱注于肾。

1.临床表现　面黑如漆柴，头晕目眩，气短喘促，咳嗽咯血，饥不欲食，心胸痛，腰脊下肢无力或痿厥，足下热痛，心烦，易惊，善恐，口热舌干，咽肿。

2.证候分析　肾虽属阴，但内藏元阳，水中有火；肾又为五脏之本，病则易影响其脏腑而出现寒热错杂、虚实相兼的证候。肾主水，水色黑，肾精亏损，不能上荣于面，故见面黑如漆柴，头晕目眩；金水相生，肾虚子病及母，故咳嗽有血或气促而喘；肾阴不足，虚火上犯于胃，可致饥不欲食；心肾不交，故出现心烦、易惊、善恐、心胸痛；病邪阻滞肾经，则腰脊下肢无力或痿厥，足下热痛。

九、手厥阴心包经病证

手厥阴心包经病证，是指手厥阴心包经经脉循行部位及心包络功能失调所表现的临床证候。心包络为心之宫城，位居相火，代君行事。每日戌时周身气血俱注于心包络经。

1. 临床表现 手心热，臂肘挛急，腋肿，甚则胸胁支满，心烦，心悸，心痛，喜笑不休，面赤目黄等。

2. 证候分析 心包为心之外围，内寄相火，其病多见热证并往往影响到心。手厥阴之脉起于胸中，循胸出胁，入于掌中，故其所循行的部位发生病变，可引起手心热，上肘部挛急，腋肿，胸胁支满；气血运行不畅，则心悸、心痛；神魂不宁，则心烦甚或喜笑不休；心火上炎，故目赤目黄。

十、手少阳三焦经病证

手少阳三焦经病证，是指手少阳三焦经经脉循行部位及三焦功能失调所表现的临床证候。三焦为人体水谷精微化生和水液代谢的通路，总司人体的气化。每日亥时周身气血俱注于三焦。

1. 临床表现 耳聋，心胁痛，目锐眦痛，颊部、耳后疼痛，喉肿痛，汗出，肩肘、前臂痛，小指、食指活动障碍。

2. 证候分析　三焦经之支脉上项，系耳后，从耳后入耳中，出走耳前，故本经受邪，热邪上扰，则见耳聋。三焦出气以温肌肉、充皮肤，故病则为汗出。三焦是主气所生病者，气机抑郁，则心胁不舒而痛，目锐眦痛，颊部、耳后疼痛，肩肘、前臂疼痛，小指、食指活动障碍，这都是由于经脉循行之处经气不利导致的。

十一、足少阳胆经病证

足少阳胆经病证，是指足少阳胆经经脉循行部位及胆腑功能失调所表现的临床证候。胆为中精之腑，十一经皆取决于胆。每日子时周身气血俱注于胆。

1. 临床表现　口苦，善太息，心胁痛不能转侧，甚则面微有尘，体无膏泽，足外反热，头痛颔痛，缺盆中肿痛，腋下肿，马刀侠瘿，汗出振寒为疟，胸、胁、肋、髀、膝外至胫、绝骨、外踝前及诸节皆痛，足小趾、次趾不用。

2. 证候分析　胆经为人体气机出入之枢纽，邪客于此，气机失常，则见胆液外溢而口苦，胆郁不舒，故善太息。足少阳之别，贯心循胁里，故病则心胁痛不能转侧；足少阳之别散于面，胆木为病，故面微有尘，体无膏泽。少阳属半表半里，阳胜则汗出，风胜则振寒而为疟。其他各症，皆为其经脉所及经气不利而为。

十二、足厥阴肝经病证

足厥阴肝经病证，是指足厥阴肝经经脉循行部位及肝脏功能失调所表现的临床证候。肝主藏血，主疏泄。每日丑时周身气血俱注于肝。

1.临床表现　腰痛不可俯仰，面色晦暗，咽干，胸满，腹泻，呕吐，遗尿或癃闭，疝气或妇女少腹痛。

2.证候分析　足厥阴经的支脉和别络，与太阳少阳之脉同结于腰脊，故病则为腰痛不可俯仰。肝血不足，不能上养头面，故致面色晦暗。肝脉循喉咙之后，上入颃颡，上出额，其支者从目系下颊里，故病则咽干。肝经上行夹胃贯膈，下行过阴器抵少腹，故病则胸满，呕吐，腹泻，遗尿或癃闭，疝气或妇女少腹痛等。

第二节　奇经八脉病证

奇经八脉为十二正经以外的八条经脉，其除本经循行与体内器官相连属外，并通过十二经脉与五脏六腑发生间接联系，尤其是冲、任、督、带四脉与人体的生理、病理都存在着密切的关系。奇经八脉具有联系十二经脉，调节人体阴阳气血的作用。分言之，督脉总督一身之阳；任脉总任一身之阴；冲脉为诸脉要冲，源起气冲；带脉状如腰带，总束诸脉；阳跷脉为足太阳之别脉，司一身左右之阳；阴跷脉为足少阴之别脉，司一身左右之阴；阳维脉起于诸阳会，阴维脉起于诸阳交，为全身之纲维。

一、督脉病证

督脉病证，是指督脉循行部位及与其相关的脏腑功能失调所表现的临床证候。督脉起于会阴，循背而行于身之后，为阳脉的总督，故又称为"阳脉之海"。其别脉和厥阴脉会于颠，主身后之阳。

1. 临床表现　腰骶脊背痛，项背强直，头重眩晕，大人癫疾，小儿风痫，身寒惧冷。

2. 证候分析　督脉起于会阴，并于脊里，上风府，入脑，上颠，循额，故病邪阻滞督脉，经气不利，则腰骶脊背痛，项背强直；督脉失养，脑海不足，则见头晕头重；若阴阳气错乱，则可出现大人癫疾和小儿风痫；阳脉虚弱，则见身寒惧冷。

二、任脉病证

任脉病证，是指任脉循行部位及与其相关脏腑功能失调所表现的临床证候。任脉起于中极之下，循腹而行身之前，与冲脉主身前之阴，又称"阴脉之海"。任脉又主胞胎。

1. 临床表现　脐下、少腹阴中疼痛，男子内结七疝，女子带下、癥瘕。

2. 证候分析　任脉主阴，易感寒邪，寒凝于脉，血行不畅，则脐下、少腹阴中疼痛；任脉主身前之阴，阴凝寒滞，气血瘀阻，则见男子疝气、女子带下、癥瘕积聚。

三、冲脉病证

冲脉病证，是指冲脉循行部位及其相关脏腑功能失调所表现的临床证候。冲脉起于气街，与少阴之脉夹脐上行，有总领诸经气血的功能，能调节十二经气血，故又称为"血海""经脉之海"，与任同主身前之阴。

1. 临床表现　气逆里急，或气从少腹上冲胸咽，呕吐，咳嗽，男子阳痿，女子经闭不孕或胎漏。

2. 证候分析　冲为经脉之海，由于冲脉之气失调，与足阳明之气相并而上逆，气不得降，故出现气从少腹上冲胸咽、呕吐、咳嗽等症；冲为血海，与任脉共同参与生殖功能，若冲任失调或气血不充，可致男子阳痿、女子经闭不孕等。

四、带脉病证

带脉病证，是指带脉循行部位及其相关脏腑功能失调所表现的临床证候。带脉起于季胁，绕腰一周，状如束带，总约十二经脉及其他七条奇经。

1.临床表现　腰酸腿痛，腹部胀满，赤白带下，或带下清稀，阴挺，漏胎。

2.证候分析　带脉环腰，总束诸脉，人身冲、任二脉与阳明合于宗筋，会于气街，皆属于带脉，而络于督脉，则太冲所以能够上养心肺，须赖带脉以主持之，而人身之气所以能上下流行，亦赖带脉为关锁。带脉经气不利，故出现腰酸腿痛；中气不运，水湿困阻于带脉，则腹部胀满，带下清稀量多；带脉气虚，不能维系胞胎，则见阴挺、漏胎。

五、阳跷、阴跷脉病证

阳跷、阴跷脉病证，是指阳跷、阴跷脉循行部位及其相关脏腑功能失调所表现的临床证候。阴跷脉主一身左右之阴，阳跷脉主一身左右之阳，均起于足跟。跷脉左右成对，均达于目内眦，有濡养眼目、司开阖的作用。

1.临床表现　阳跷为病，阴缓而阳急；阴跷为病，阳缓而阴急。阳急则狂走，目不寐；阳跷急则阴厥。

2.证候分析　阳跷、阴跷二脉均起于足跟，阳跷循行于下肢外侧，阴跷循行于下肢内侧，二者协调关节，有保持肢体动作矫捷的作用。如某侧发生病变，则经脉拘急，而另一侧则相对弛缓。两脉均达于目内眦，故阳跷患病，阳气偏亢则目内眦赤痛，或失眠而狂走；阴跷患病，寒偏盛则下肢厥冷。

六、阳维、阴维脉病证

阳维、阴维脉病证，是指阳维、阴维二脉循行部位及其相关脏腑功能失调所表现的临床证候。阳维起于诸阳之会，阴维起于诸阴之交，分别维系三阳经和三阴经。

1. 临床表现　阳维为病苦寒热，阴维为病苦心痛。若阴阳不能自相维系，则见精神恍惚，不能自主，倦怠乏力。

2. 证候分析　阳维脉起于诸阳之会，以维系诸阳经，由外踝而上行于卫分，故阳维脉受邪可见发热、恶寒；阴维脉起于诸阴之交，以维系诸阴经，由内踝而上行于营分，故阴维脉受邪则见心痛。若二脉不能相互维系，阴阳失调，阳气耗伤则倦怠无力，阴精亏虚则精神恍惚，不由自主。

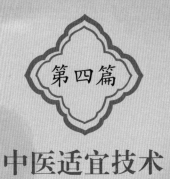

第四篇

中医适宜技术

第十一章

灸法类

第一节　悬　灸

一、悬灸的概念与种类

（一）悬灸的概念

悬灸即悬空施灸，是用点燃的艾条熏烤穴位或患处的一种无创伤、不接触身体，具有数千年历史的绿色、古老的养生疗疾技术（图 11-1）。

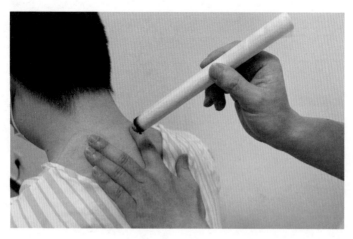

图 11-1　悬灸

（二）悬灸的种类

按施灸的手法不同可以分为温和灸、雀啄灸、回旋灸。

二、悬灸的适应证与作用

（一）悬灸的适应证

慢性虚弱性疾病及风寒湿邪为患的病证如眩晕、贫血、呕吐、腹痛、腹泻、脱肛、阴挺、阳痿、遗尿、寒厥、风湿疼痛、肢体麻木、体表病变、体寒、肢凉、痛经等。

（二）悬灸的作用

通过对穴位的持续温灸，可以疏通痹阻的经络气血，振奋低下或者衰退的功能，平衡失调的阴阳，有祛风散寒、通经止痛、舒筋活络、活血利窍、消肿散结等作用。男女老少多可通过悬灸发挥治疗疾病、养生保健、养颜驻容、延年益寿的作用。

三、辨证与评估

1.四诊合参　通过望、闻、问、切，确定证型，排除不适宜施灸者。

2.核对信息　核对患者一般信息。

3.了解病史　了解患者当前的主要症状、发病部位、加重与缓解因素，了解过敏史、既往病史。

4.个体评估　评估患者体质情况、皮肤情况；评估患者心理状况；评估患者对此项治疗的了解度、信任度和配合程度。

四、物品准备

治疗车、治疗盘、免洗手消毒液、艾条、打火机、酒精灯、弯盘、棉签、纱布、剪刀、小口瓶或治疗碗（盛有少量水），必要时备屏风、浴巾。

五、操作流程

1. 操作前准备 操作者衣帽整齐，洗手，戴口罩。备齐用物，携至床旁。

2. 核对信息 核对患者信息，住院患者核对床号、姓名、住院号、腕带等信息。做好施灸前解释，取得其配合。

3. 选择体位 帮助患者取舒适的体位，暴露施灸部位，注意保暖和保护患者隐私。

4. 操作步骤 根据病情或医嘱，实施相应的灸法，确定腧穴部位及施灸方法，点燃艾条，进行施灸。施灸过程中随时询问患者有无不适及灼痛感，以便及时调整艾条与施灸皮肤的距离，防止烧伤。施灸时间以灸至局部皮肤稍起红晕为度。三种悬灸方法可以交替使用，如果局部病灶化脓感染较重或为体表恶性肿瘤，施灸时间可以延长，但一般不超过 60 分钟。为保护周围正常组织，提高局部耐热性，可用土豆片或者姜片中间挖空覆盖在病灶周围。

5. 操作后处理 施灸结束，再次核对。立即将艾条插入小口瓶，熄灭艾火。观察患者局部皮肤情况，如有艾灰，用无菌纱布或棉签清洁处理；协助患者穿衣，取舒适卧位。酌情开窗通风。整理用物，洗手。详细记录治疗后的客观情况、施灸部位、皮肤情况、患者的感觉及目标达到程度，并签名。

6. 用物处理 用物按《中医灸类技术和推拿类技术相关性感染预防与控制指南（试行）》处理。

六、三种悬灸法与常用穴位

（一）温和灸

温和灸是将点燃的艾条对准施灸部位，距离皮肤 2～3cm，以使患者局部有温热感为宜，每处灸 10～15 分钟，灸至局部皮肤起红晕为度。

（二）雀啄灸

雀啄灸是将点燃的艾条对准施灸部位一上一下、忽近急远进行施灸，施灸动作类似麻雀啄食，反复熏灸，一般每穴灸 10～15 分钟，至皮肤起红晕为度。

（三）回旋灸

回旋灸是将点燃的艾条悬于施灸部位上方约 3cm 处，反复旋转移动施灸，每处灸 15～30 分钟，至皮肤起红晕为度。

（四）悬灸常用穴位

百会、足三里、三阴交、气海、关元、中脘、神阙、大椎、涌泉、八髎等。

七、注意事项

1. 施治禁忌　颜面部、大血管处不宜施灸；空腹或餐后 1 小时左右不宜施灸；有出血倾向者不宜施灸；精神有异常者和婴幼儿不宜施灸。

2. 施灸顺序　一般情况下，施灸顺序自上而下，先灸头顶、胸背，后灸腹部、四肢。

3. 操作中　注意皮肤情况，对糖尿病、中风后遗症等温热感觉障碍的患者，需谨慎控制施灸强度，防止烧伤。严防艾灰脱落烧伤皮肤或衣物，取下的艾灰需要确认彻底灭掉死火，以免发生火灾。

4. 加强沟通　施灸过程中密切观察患者病情变化及有无体位变动引起的不适，了解患者的生理、心理变化。

5. 操作后　嘱咐患者多饮温开水并注意休息。

八、并发症的预防与处理

施灸时应了解患者对热的敏感度和耐受度，经常观察局部皮肤的颜色，询问患者施灸部位的感受，随时调整艾条与施灸部位的距离，预防局部烧伤的发生。施灸后若局部皮肤发红，可涂抹芦荟胶或者敷贴冰鲜土豆片，以有效防止水疱的发生。

第二节　隔物灸

一、隔物灸的概念与种类

（一）隔物灸的概念

隔物灸是将艾炷置于具有药理作用的片状（如生姜片）或晶体（如盐）物体上，再放置在穴位上，点燃艾炷进行施灸的方法。

（二）隔物灸的种类

隔物灸按常用隔物的不同可分为隔姜灸、隔药饼灸、隔蒜灸、隔盐灸四类。

二、隔物灸的适应证与作用

（一）隔物灸的适应证

慢性虚弱性疾病及风寒湿邪为患的病证如眩晕、贫血、痛经、恶心、呕吐、腹痛、腹泻、脱肛、腹水、阳痿、遗尿、寒厥、风湿疼痛、皮肤病变、体寒肢凉、子宫脱垂等。

（二）隔物灸的作用

隔物灸通过对穴位的持续温灸加之隔物的药效，发挥疏通痹阻的经络气血，振奋低下或者衰退的功能，平衡失调的阴阳等作用。

三、辨证与评估

1. 四诊合参 通过望、闻、问、切，确定证型，排除不适宜隔物灸者。

2. 核对信息 核对患者一般信息。

3. 了解病史 了解患者当前的主要症状、发病部位、加重与缓解因素，了解过敏史、既往病史。

4. 个体评估 评估患者体质情况、皮肤情况；评估患者心理状况；评估患者对此项治疗的了解度、信任度和配合程度等。

四、物品准备

有排烟设备的艾灸房或静化烟气的设备、治疗车、治疗盘、免洗手消毒液、艾炷、打火机、镊子、棉签、弯盘、纱布、盛少量水的碗盘或换药碗、盛有水的盆或桶，必要时备屏风、浴巾等，备姜片或附子饼或者其他艾炷灸的隔物材料。

五、操作流程

1. 操作前准备　操作者衣帽整齐，洗手，戴口罩。备齐用物，携至床旁。做好解释。

2. 核对信息　住院患者核对床号、姓名、住院号、腕带等信息，门诊患者核对编号、诊断等信息。

3. 选取体位　帮助患者取舒适的体位，暴露施灸部位，注意保暖和保护患者隐私。

4. 操作步骤　根据四诊所得确定患者的病证及施灸穴位，以及艾灸的壮数和隔物的品种（鲜姜片或附子饼、盐、蒜片），取选定的隔物放置于选定的穴位，上置艾炷，点燃艾炷施灸，施灸壮数根据患者的病情而定，一般灸 3 ～ 7 壮。当艾炷燃尽或患者感到灼热时，更换新艾炷重新点燃。

5. 操作后处理　详细记录治疗后的客观情况、施灸部位、皮肤情况、患者的感觉及目标达到程度，并签名。

6. 用物处理　用物按《中医灸类技术和推拿类技术相关性感染预防与控制指南（试行）》处理。

六、注意事项

1. 施治禁忌　颜面部、大血管处不宜施灸；空腹或餐后 1 小时内不宜施灸；有出血倾向者，呼吸道对烟雾敏感者不宜施隔物灸。

2. 操作中　注意皮肤情况，对糖尿病、肢体感觉障碍的患者，需谨慎控制施灸强度，防止烧伤。艾炷大小、松紧适度，放置要牢固。严防艾灰脱落烧伤皮肤或衣物。取下的艾灰应确认彻底灭掉死火，以免发生火灾。

3. 操作后 协助患者整理衣着，整理床单位，取舒适位，酌情开窗通风，整理用物，洗手。

七、四种隔物灸与常用穴位

（一）隔姜灸

隔姜灸是用直径约 3cm 左右、厚 0.6cm 左右的生姜片，用 5mL 注射器针头或细缝针，在姜片上穿刺数孔备用。如果在冬季，把姜片放在酒精灯上烤温热，放置于穴位上进行艾灸（图 11-2）。

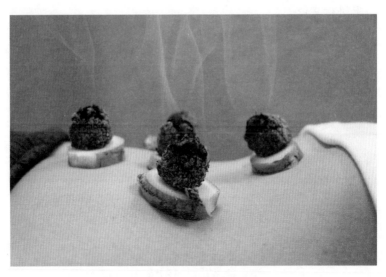

图 11-2 隔姜灸

（二）隔附子饼灸

隔附子饼灸是将附子研末以黄酒调和成可塑性状，做成直径约 3cm 左右、厚度为 0.6cm 左右的小饼，饼中部用 10mL 注射器针头或粗缝针穿刺数孔，放置于穴位上进行艾灸。

（三）隔蒜灸

隔蒜灸是用独头蒜或大的蒜瓣切成厚约 0.5cm 左右的蒜片，在其上用 2mL 注射器针头或绣花针穿刺小孔若干，放置于穴位上进行艾灸。

（四）隔盐灸

隔盐灸一般用于神阙穴施灸，取干燥纯净的细白食盐适量，炒至温热，纳入脐中，使其与腹壁平。如患者脐部凹陷不明显者，可预先准备湿面圈，围于脐周，再填入食盐于施灸穴位上进行艾灸。

（五）隔物灸常用穴位

神阙、中脘、梁门、气海、关元、大横、八髎、命门等。

八、并发症的处理

施灸后，若局部皮肤发红，可涂抹芦荟胶或者敷贴冰鲜土豆片。若出现小水疱，无需处理，可自行吸收；如水疱较大，局部消毒后用无菌注射器抽出水疱液，并以无菌纱布覆盖，每日按外科换药方法更换纱布，直至结痂脱落。

第三节　督脉灸

一、督脉灸的概念

督脉灸是将艾绒铺在人体背部督脉走行的部位，利用艾绒燃烧的温热刺激温通督脉，平衡阴阳，调和气血，预防和治疗疾病的方法。

二、督脉灸的适应证与作用

（一）督脉灸的适应证

内分泌失调、痛经、腹痛、强直性脊柱炎、类风湿关节炎、腰椎间盘突出症、骨性关节炎、体寒怕冷、阳气虚弱、血细胞减少等。

（二）督脉灸的作用

督脉灸是一种大面积灸法，主要作用于人体的督脉。它涵括了经络、腧穴、药物、艾灸、发疱等多种因素的综合优势，具有益肾通络、温经散寒、壮骨透肌、破瘀散结、通痹止痛、调和脏腑、调节阴阳、补益阳气的作用。

三、辨证与评估

1. 四诊合参 通过望、闻、问、切，确定证型，排除不适宜接受督脉灸者。

2. 核对信息 核对患者一般信息。

3. 了解病史 了解患者当前的主要症状、发病部位、加重与缓解因素，了解过敏史、既往病史。

4. 个体评估 评估患者体质情况、皮肤情况；评估患者心理状况；评估患者对此项治疗的了解度、信任度和配合程度，是否可以长时间处于俯卧位等。

四、物品准备

免洗手消毒液、治疗盘、测温仪、艾绒团、打火机、凡士林、镊子、弯盘、纱布、压舌板、桑皮纸、治疗巾；根据患者身高、体型准备去姜汁的在微波炉加温 42℃左右的生姜末 1.5 ～ 2.5kg；根据患者的病证准备药粉；根据季节准备 2 ～ 3 条毛巾或浴巾。

五、操作流程

1. 操作前准备　操作者衣帽整齐，洗手，戴口罩。

2. 用物准备　备齐用物，引领患者到督脉灸床（床板、床褥、床单均有成人面部大小的洞，以利于患者呼吸和视物）旁，做好解释。如为住院患者，核对患者床号、姓名、住院号、腕带等信息。

3. 操作步骤　帮助患者脱去开襟上衣并倒穿，暴露背部施灸的部位，注意保暖和保护患者隐私。定穴位为大椎穴至腰俞穴。根据辨证分型在施灸部位均匀撒一层适合证型的督灸中药粉，铺桑皮纸于其上，测温仪感温头放于督脉线的桑皮纸上，铺温热的姜末于桑皮纸上，厚约 2cm，宽约 4cm，沿督脉线做成凹槽型，放艾绒团于姜末凹槽上，点燃艾绒团（图 11-3）。

4. 操作后处理　协助患者穿好衣服，体质虚弱者放枕头于床头，协助患者取舒适体位休息。酌情开窗通风。整理用物，洗手。详细记录治疗后的客

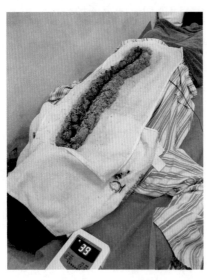

图 11-3　督脉灸

观情况并签名。

5. 用物处理 用物按《中医灸类技术和推拿类技术相关性感染预防与控制指南（试行）》处理。

六、注意事项

1. 施治禁忌 患者空腹或餐后 1 小时左右不宜施灸；有出血倾向者不宜施灸；凡是实热证、阴虚发热者不宜施灸；胸腹部有未愈合的伤口、不能俯卧、严重咳嗽、大量胸水或腹水、心包积液者不宜施督脉灸。

2. 施灸顺序 一般情况下，施灸顺序自上而下，从大椎穴至腰俞穴施灸。注意观察测温仪的温度，以不超过 42℃为宜。

3. 操作中 经常与患者沟通交流，并询问患者有无不适。对糖尿病、温度感觉障碍的患者，需谨慎控制施灸强度，防止烫伤。防止艾灰脱落烧伤皮肤或衣物，燃烧过的艾灰应放入盛水的容器内，并确认死火彻底熄灭，以免发生火灾。

4. 虚弱人群 施灸结束后体质虚弱者可先改仰卧位，饮适量温开水，稍待休息后再坐起。

5. 操作后 嘱咐患者多饮温开水并注意休息，告知患者督脉灸后出现疲乏、嗜睡属于正常现象，是督脉灸后机体自我修复所引起，一般 2 ～ 3 日可缓解。

七、常用督脉灸中药粉配伍

1. 生血中药粉（血虚者） 当归、川芎、熟地黄、白芍、鸡血藤打成细粉。

2. 补气中药粉（气虚者） 黄芪、党参、白术、山药打成细粉。

3.祛痛中药粉（疼痛者） 川芎、乳香、没药、延胡索、白芍、甘草打成细粉。

4.活血中药粉（血瘀者） 丹参、川芎、水蛭、红花、三七打成细粉。

八、并发症的处理

施灸后，沿督脉的皮肤轻度发红属于正常现象，不需要处理。局部皮肤发红并有烧灼感者，可涂抹芦荟胶或者敷贴冰鲜土豆片。出现小水疱者，无需处理，可自行吸收；如水疱较大，局部消毒后用无菌注射器抽出水疱液，并以无菌纱布覆盖，每日按外科换药方法更换纱布，直至结痂脱落。

第四节　艾盒灸

一、艾盒灸的概念与种类

（一）艾盒灸的概念

艾盒灸是将点燃的艾条插入艾盒内，艾盒底部周边贴紧于施灸部位的周围皮肤，艾条燃烧处距离皮肤 3 ~ 5cm，用弹力带将艾盒固定于施灸部位，利用艾条燃烧的温热刺激人体经络，治疗和预防疾病的中医外治方法。

（二）艾盒灸的种类

根据艾盒孔数的不同，其可分为 1 孔艾盒灸、2 孔艾盒灸和多孔艾盒灸。

二、艾盒灸的适应证与作用

（一）艾盒灸的适应证

体表大面积溃烂感染者，腹部和腰部需要温针者，痛经，受寒邪侵袭导致局部冷痛者，长在体表的恶性肿瘤如皮肤癌，寒湿病证患者等。

（二）艾盒灸的作用

通过对穴位或体表感染创面、体表恶性肿瘤的持续温灸，可以发挥疏通痹阻的经络气血，振奋低下或者衰退的阳气，解除痉挛和疼痛的作用；通过艾盒灸使局部温度升高，可以达到杀灭细菌，促进血液循环，加速溃疡愈合的作用。

三、辨证与评估

1. 四诊合参　通过望、闻、问、切，确定证型，排除不适宜艾盒灸者。

2. 核对信息　核对患者一般信息。

3. 了解病史　了解患者当前的主要症状、发病部位、加重与缓解因素，了解过敏史、既往病史。

4. 个体评估　评估患者体质情况、皮肤情况；评估患者心理状况；评估患者对此项治疗的了解度、信任度和配合程度。

四、物品准备

有排烟设备的艾灸房或净化烟气设备、免洗手消毒液、治疗盘、艾条、艾灸盒、打火机、酒精灯、弯盘、纱布、屏风、治疗碗（盛有少量水）、小口瓶，必要时备清洁干毛巾、浴巾等，穴位灸可以备薄姜片数片。

五、操作流程

1.操作前准备　操作者衣帽整齐，洗手，戴口罩。备齐用物，携至床旁。做好解释。帮助患者取舒适合理的体位，暴露施灸部位，注意保暖和保护患者隐私。

2.核对信息　住院患者核对床号、姓名、住院号、腕带等信息。

3.操作步骤　根据患者病证，选择合适的艾灸盒，点燃艾条放入艾灸盒中，对准施灸部位，实施艾盒灸（图11-4）。艾条燃烧时，以患者局部有温热感为宜，灸至局部皮肤红晕为度，时间20～30分钟。

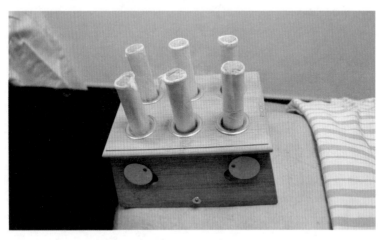

图 11-4　艾盒灸

4.操作后处理　施灸结束，再次查对。立即将艾条插入小口瓶，熄灭艾火。观察患者皮肤情况，如有艾灰，用纱布清洁；协助患者穿衣，取舒适卧位。整理用物，洗手。详细记录治疗后的客观情况、施灸部位、皮肤情况、患者的感觉及目标达到程度，并签名。

5.用物处理 用物按《中医灸类技术和推拿类技术相关性感染预防与控制指南（试行）》处理。

六、注意事项

1.施治禁忌 颜面部、颈部及大血管处不宜施灸；空腹或餐后 1 小时左右不宜施灸；有出血倾向者不宜施灸；凡是实热证、阴虚发热者不宜施灸。

2.沟通交流 施灸过程中随时询问患者有无不适及灼痛感，防止烧伤。观察患者病情变化及有无体位变动引起的不适，了解患者生理、心理变化。

3.操作中 竖立放的艾盒如灸双足涌泉穴，应注意定时往艾盒里推送艾条，防止随着艾条的燃烧，艾条从艾盒里脱出烧伤皮肤或衣物。注意施灸部位的皮肤情况，艾灸处皮肤有烧灼感，可在局部垫衬薄姜片或调整艾条燃点与皮肤之间的距离。对糖尿病、肢体感觉障碍的患者，需谨慎控制施灸时间和强度，以防止烧伤。

4.操作后 没有燃烧彻底的艾条和艾灰应放入盛水的容器内，并确认彻底灭掉死火，以免发生火灾。

七、并发症的处理

施灸后，局部皮肤轻度微红或微黄属于正常现象，不需要特殊处理。若局部皮肤发红并有烧灼感，可涂抹新鲜芦荟汁、芦荟胶，或者敷贴冰鲜土豆片。若出现小水疱，无需处理，可自行吸收；如水疱较大，局部消毒后用无菌注射器抽出水疱液，并以无菌纱布覆盖，每日按外科换药方法更换纱布，直至结痂脱落。

第五节　麦粒灸

一、麦粒灸的概念

麦粒灸是将艾绒搓成如麦子粒大小的艾炷，直接放置在皮肤上施灸，以防治疾病的一种中医外治方法。

二、麦粒灸的适应证与作用

（一）麦粒灸的适应证

麦粒灸的适应证包括风寒湿痹、寒痰咳喘等脏腑虚寒、元阳虚损引起的各种病证，久病体虚，各种痛证，一般的急性炎症等。因其具有所需艾绒量少，烟雾小，刺激量可大可小，灼热、灼痛感及穿透性明显的特点，故应用范围较广。

（二）麦粒灸的作用

麦粒灸通过对穴位的持续温灸，可以达到温经散寒、祛风除湿、温阳益气、疏通痹阻、振奋低下或者衰退阳气的作用。

三、辨证与评估

1.四诊合参　通过望、闻、问、切，确定证型，排除不适宜麦粒灸者。

2.核对信息　核对患者一般信息。

3. 了解病史　了解患者当前的主要症状、发病部位、加重与缓解因素，了解过敏史、既往病史。

4. 个体评估　评估患者体质情况、皮肤情况；评估患者心理状况；评估患者对此项治疗的了解度、信任度和配合程度。

四、物品准备

免洗手消毒液、治疗盘、艾粒、打火机、镊子、纱布、盛少量水的容器、屏风，必要时备浴巾、油膏或凡士林膏、线香等。

五、操作流程

1. 操作前准备　操作者衣帽整齐，洗手，戴口罩。备齐用物，携至床旁。做好解释。帮助患者取舒适合理的体位，暴露施灸部位，注意保暖和保护患者隐私。

2. 核对信息　住院患者核对床号、姓名、住院号、腕带等信息，门诊患者核对编号、诊断等信息。

3. 施灸方法　根据临床病证及四诊合参证型结果选定穴位，将油膏或凡士林涂于施灸穴位局部皮肤，用镊子夹住艾粒，牢固置于选好的穴位上，用线香点燃艾粒，当艾粒燃烧到剩余 1/5～2/5 时，及时更换艾粒；根据病情选择施灸壮数（图 11-5）。

4. 操作后处理　询问患者感受，协助患者穿衣，取舒适体位，整理床单位。酌情开窗通风，避免对流风。洗手，再次核对、记录，向患者交代注意事项。

5. 用物处理　用物按《中医灸类技术和推拿类技术相关性感染预防与控制指南（试行）》处理。

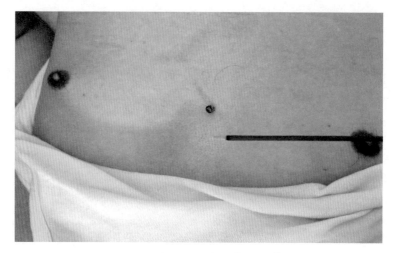

图 11-5　麦粒灸

六、注意事项

1. 施治禁忌　大血管处不宜施灸；有出血倾向者不宜施灸；实热证、阴虚发热者不宜施灸；有感染、溃烂皮肤破损处不宜施灸。

2. 施灸期间　因为麦粒灸是将艾粒直接放在患者皮肤上，燃烧迅速，医者不可离开，以免发生施灸部位皮肤烧伤。

3. 操作中　注意皮肤情况，对糖尿病、肢体感觉障碍的患者，需谨慎控制施灸强度，以防止烧伤。嘱咐患者施灸期间不可变换体位，防止艾火脱落烧伤皮肤或衣物。

4. 操作后　没有燃烧彻底的艾粒和艾灰应放入盛水的容器内，并确认彻底灭掉死火，以免发生火灾。

七、并发症的处理

施灸后，局部皮肤轻度微红或微黄属于正常现象，不需要特殊处理。若局部皮肤发红并有烧灼感，可涂抹新鲜芦荟汁、芦荟胶，或者局部敷贴冰鲜土豆片，防止出现水疱。

第六节　脐火法

一、脐火法的概念与种类

（一）脐火法的概念

脐火法是指在肚脐上施以隔药灸或隔药燃蜡筒，使中药制剂结合火的温热作用于神阙穴的一种外治方法。

（二）脐火法的种类

按燃料的不同可分为艾炷脐火法和蜡筒脐火法。

二、脐火法的适应证与作用

（一）脐火法的适应证

阴黄、慢性乙型肝炎、乏力（虚劳）、腹部胀满（阳虚型臌胀）、胸腹冷痛（尤其是胃脘部冷痛不适）、大便溏泄、小便不利、腹水、水肿、肥胖、月经不调、痛经、带下、崩漏、不孕、黄褐斑、面色萎暗、肠麻痹、痹证、手足麻木、自汗、盗汗、梦遗、滑精、惊悸、失眠等病证均是脐火法的适应证。脐火法尤其适用于脾胃虚寒、脾胃虚弱、脾肾阳虚证。

（二）脐火法的作用

脐火法具有补中益气、健脾补肾、温阳救逆、行气利水、散结通滞、调和气血、疏通经络、调理脏腑，从而增强免疫力、预防和治疗疾病的作用。

脐火法具有神奇的功效，因为肚脐即神阙穴位于任脉，在中焦和下焦的分界处，它既与奇经八脉及十二经脉相连，又通过十二经脉与五脏六腑和全身相通。神阙穴解剖位置独特，无皮下脂肪组织，有利于药物分子的穿透、吸收和热力的传导。

三、辨证与评估

1. 四诊合参　通过望、闻、问、切，确定证型，排除不适宜脐火法者。

2. 核对信息　核对患者一般信息。

3. 了解病史　了解患者当前的主要症状、发病部位、加重与缓解因素，了解过敏史、既往病史。

4. 个体评估　评估患者体质情况、皮肤情况；评估患者心理状况；评估患者对此项治疗的了解度、信任度和配合程度。

四、物品准备

有排烟设备的治疗室或净化烟雾的设备、免洗手消毒液、治疗盘、艾炷或蜡筒、面圈、药饼、打火机、镊子、纱布、弯盘（盛少量水）、盛有水的盆，必要时备屏风浴巾等。

五、操作流程

1. 操作前准备　操作者衣帽整齐，洗手，戴口罩。备齐用物，携至床旁。做好解释。

2. 核对信息　核对患者床号、姓名、住院号、腕带或门诊编号、诊断等信息。

3. 操作步骤　协助患者取平卧位，暴露神阙穴，注意保暖和保护患者隐私。先将药饼置于脐部，再将面圈置于药饼上，放艾炷或蜡筒于药饼上，在上端点燃艾炷或蜡筒，让其自然燃烧，燃尽后换第二根，每次 5 ～ 7 壮或根，每日 1 次，时间 30 ～ 40 分钟（图 11-6）。

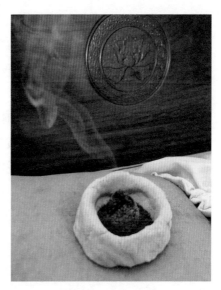

图 11-6 脐火法

4.操作后处理 施灸结束后取下面圈、药饼，用纱布清洁局部皮肤，观察脐周皮肤情况、患者的感觉及目标达到程度。行动不便者协助其穿好衣服，整理床单位，取舒适位。酌情开窗通风。整理用物，洗手，再次核对。详细记录治疗后的客观情况，并签名。

5.用物处理 用物按《中医灸类技术和推拿类技术相关性感染预防与控制指南（试行）》处理。

六、注意事项

1.施治禁忌 有严重心血管疾病者、皮肤过敏者，月经期、妊娠及哺乳期妇女，饥饿状态、实热证、阴虚发热者、脐部皮肤破损者禁忌进行脐火法。

2.操作前 因脐部皮肤娇嫩，如药物刺激性较强或隔药灸脐次数较多时，可在治疗前先在脐部涂一层凡士林以保护皮肤，小儿尤应注意脐部皮肤保护。

3.操作中 治疗过程中要注意保暖，以免患者受凉，体质虚弱者、年老者、小儿尤应注意防寒保暖。

4. 操作后 由于脐火法所用的药物在脐部吸收较快，故施治开始几天个别患者（尤其用走窜药时）会出现腹部不适或隐痛感，一般几天后可自行消失。

5. 施治儿童 本法用于小儿时应妥善安抚并取得患儿积极配合，嘱其治疗期间不能用手搔抓或翻身变换体位，以防艾火脱落造成烧伤。同时小儿肌肤娇嫩，不宜使用刺激性强的药物，施灸时间也不宜太长。

第十二章

手法类

第一节　经穴推拿法

一、经穴推拿法的概念与种类

（一）经穴推拿法的概念

经穴推拿是医者运用各种手法直接作用于人体体表经络或穴位上，以达到防治疾病的一种方法。

（二）经穴推拿法的种类

经穴推拿常用的手法分为五大类 20 余种，包括推法、拿法、按法、摩法、搓法、揉法、摇法等手法。

二、经穴推拿法的适应证与作用

（一）经穴推拿法的适应证

发热畏寒、头痛身痛、咳喘并作、腹胀泄泻、胃脘胀痛、纳差呆滞、痹证、痿证、中风后遗症、月经不调、腰伤腿痛、颈椎疾患、筋骨不利、跌打损伤急性期过后等。

（二）经穴推拿法的作用

经穴推拿法是中医学独特的防治疾病的方法，它以中医学的气血经络和脏腑学说为理论依据，通过不同的手法施于体表经穴以达到扶正祛邪、散寒止痛、健脾和胃、导滞消积、疏通经络、滑利关节、强筋壮骨、调理气机、畅通气血、消除疲劳、防病治病等作用。

三、辨证与评估

1. 四诊合参　通过望、闻、问、切，确定证型，排除不适宜经穴推拿者。

2. 核对信息　核对患者一般信息。

3. 了解病史　了解患者当前的主要症状、发病部位、加重与缓解因素，了解过敏史、既往病史。

4. 个体评估　评估患者体质情况、皮肤情况；评估患者心理状况；评估患者对此项治疗的了解度、信任度和配合程度。

四、物品准备

免洗手消毒液、治疗巾，必要时备浴巾或屏风。

五、操作流程

1. 操作前准备　操作者衣帽整齐，洗手，戴口罩。进行腰部和腹部按摩时，嘱患者先排空小便。

2. 讲解　向患者讲明经穴推拿的部位、作用、方法以取得配合。

3. 体位　安排合理体位，必要时协助患者松开衣裤，并注意保暖和保护患者隐私。

4. 操作 准确选经取穴，根据患者的症状、发病部位、年龄及耐受性，选用适宜的手法和刺激强度，进行推拿按摩。

六、常见疾病的推拿部位和穴位

1. 头面部 取穴百会、四神聪、印堂、太阳、头维、攒竹、睛明、鱼腰、丝竹空、瞳子髎、承泣、迎香、地仓、颊车、下关、翳风、听宫等。

2. 颈项部 取穴风池、风府、肩井、肩峰、天柱、大椎穴等。

3. 胸腹部 取穴天突、膻中、中脘、下脘、梁门、气海、关元、中极、天枢、大横等。

4. 腰背部 取穴胃俞、脾俞、大肠俞、肺俞、肾俞、心俞、膈俞、命门、华佗夹脊、腰阳关等。

5. 肩部及上肢部 取穴肩髃、肩贞、手三里、天宗、曲池、极泉、少海、内关、合谷、列缺、神门、太渊等。

6. 腿足部 取穴血海、梁丘、委中、阴陵泉、阳陵泉、足三里、上巨虚、下巨虚、承山、商丘、太冲、公孙、涌泉等。

七、注意事项

1. 操作前 医者应修剪指甲，以防指甲损伤患者皮肤。

2. 操作中 用力要均匀、柔和、有力、持久，禁用暴力。操作过程中要随时观察患者对手法的反应，若有不适，应及时调整手法或停止操作，以防发生意外等。

3. 推拿禁忌 肿瘤患者伴有骨转移者，血小板低于 $80 \times 10^9/L$、凝血功能障碍、有出血性疾病者，妇女月经期，皮肤破损处及瘢痕等部位，均忌用此法。

4. 操作后　协助患者穿衣，取舒适卧位，整理床单位及用物，洗手，记录签名。

5. 院感防控　经穴推拿法严格按照《中医灸类技术和推拿类技术相关性感染预防与控制指南（试行）》执行。

第二节　手指点穴法

一、手指点穴法的概念与种类

（一）手指点穴法的概念

手指点穴法是指在患者体表穴位和特定的经络上运用手指点、按、揉、叩等不同手法，以预防和治疗疾病的一种方法。

（二）手指点穴法的种类

按施术者点穴用手指的多寡，其可分为一指点穴法、二指点穴法和多指点穴法。

二、手指点穴法的适应证与作用

（一）手指点穴法的适应证

头痛，失眠，中风后遗症，颈、肩、腰、腿痛，急性腰扭伤，腹部痉挛性疼痛，晕车、晕船、手术、化疗等所致的恶心、呕吐，冠心病、原发性高血压病等。

（二）手指点穴法的作用

该法通过医者运用手指点、按、揉、叩等不同手法，可以达到疏通经络、调和气血、调理脏腑，促使已经发生障碍的功能活动恢复正常，以预防和治疗疾病的作用。

三、辨证与评估

1.四诊合参　通过望、闻、问、切，确定证型，排除不适宜手指点穴者。

2.核对信息　核对患者一般信息。

3.了解病史　了解患者当前的主要症状、发病部位、加重与缓解因素，了解既往病史。

4.个体评估　评估患者体质情况、皮肤情况；评估患者心理状况；评估患者对此项治疗的了解度、信任度和配合程度。

四、物品准备

免洗手消毒液、治疗盘、弯盘、镊子、红花油或追风油、棉签、一次性治疗巾，必要时备浴巾、屏风。

五、操作流程

1.操作前准备　医者修剪指甲，衣帽整齐，洗手，戴口罩。备齐用物，携至床旁，做好解释，再次核对相关信息，必要时用屏风遮挡。

2.体位选择　取合适体位，暴露施治部位，施治下方垫一次性治疗巾。

3.施治方法　根据患者病情选取穴位，用红花油或追风油涂抹于施治部位。医者沉肩，垂肘，悬腕，指实掌虚，使作用力集中于指端，做到蓄力于掌发力于指端，用点、按、揉、叩等手法刺激穴位，频率一般为 80 ～ 120 次/分。根据治疗病证的不同，每个穴位治疗 2 ～ 10 分钟不等。

4. 治疗结束　帮助患者穿好衣裤，协助取舒适卧位，整理床单位，酌情开窗通风。洗手，记录施治时间及效果，签名。

5. 院感防控　手指点穴严格按照《中医灸类技术和推拿类技术相关性感染预防与控制指南（试行）》执行。

六、注意事项

1. 加强沟通　提前告知患者在点穴过程中，施治部位会有酸、麻、胀、热感，这是得气，为正常现象。个别患者于手指点穴治疗后病情会暂时加重，3～4日后会好转，嘱患者不必担忧。

2. 点按力度　点穴时按照由轻到重，再由重到轻的原则施治，手法不宜过重，以免引起骨折和皮肤破损。

3. 点穴禁忌　由结核菌、化脓菌所引起的运动器官病症，如骨结核、化脓性关节炎，以及皮肤病病变损害处、烫伤处和出血性疾病不宜点穴施治。肿瘤患者应避免在肿瘤部位、有骨转移处及出血部位进行点穴。体质极度虚弱，经不起手法刺激者不宜进行手指点穴治疗。

第十三章

针法类

第一节　毫针刺法

一、毫针刺法的概念与种类

（一）毫针刺法的概念

毫针刺法是指用金属制成的无菌毫针，根据辨证选穴，皮肤规范消毒后刺入人体选定的穴位，结合提、插、捻、转补泻手法以防治疾病的一种中医外治方法。

（二）毫针刺法的种类

按针刺的方向其可分为直刺、斜刺、平刺（图 13-1 至图 13-3）。

二、毫针刺法的适应证与作用

（一）毫针刺法的适应证

毫针刺法的适应证较为广泛，该疗法几乎可以应用于临床所有的科室，其临床常用并有较好疗效的疾病如下。

1. 神经及精神系统病症　中风、偏头痛、三叉神经痛、坐骨神经痛、周围性面神经麻痹、神经衰弱、癔病、癫痫、肋间

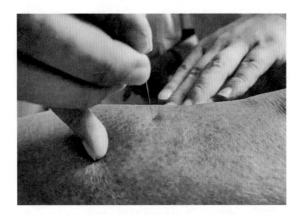

图 13-1　直刺

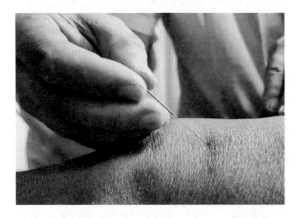

图 13-2　斜刺

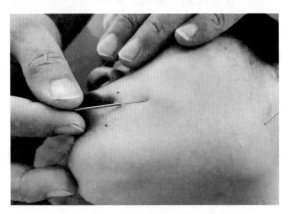

图 13-3　平刺

神经痛、精神分裂症、外伤性截瘫、臂丛神经痛、外周性神经损伤等。

2. 呼吸系统病症　支气管哮喘、急慢性支气管炎、上呼吸道感染、急性扁桃体炎、咳嗽咳痰等。

3. 消化系统病症　胃下垂、消化性溃疡、腹泻、急慢性肠胃炎、恶心呕吐、便秘、胃肠神经症、膈肌痉挛、胃酸过多、贲门痉挛、细菌性痢疾等。

4. 循环系统病症　原发性高血压、冠心病心绞痛、心律失常、心脏神经症等。

5. 皮肤病症　荨麻疹、带状疱疹、神经性皮炎、牛皮癣等。

6. 内分泌系统病症　单纯性甲状腺肿、糖尿病、甲状腺功能亢进等。

7. 骨关节和软组织病症　颈椎病、类风湿关节炎、肩周炎、腰痛、风湿性关节炎、骨性关节炎、急性腰扭伤等。

8. 泌尿生殖系统病症　阳痿、前列腺炎、慢性肾炎等。

9. 五官科病症　慢性鼻炎、咽炎、结膜炎、鼻出血、牙痛、神经性耳聋、神经性耳鸣、耳源性眩晕、视神经萎缩等。

10. 儿科病症　小儿脑瘫、小儿遗尿、脊髓灰质炎后遗症等。

11. 外科病症　胆石症、肠梗阻、术后胃肠瘫痪、术后肠粘连、术后尿失禁、尿潴留等。

12. 妇科病症　痛经、闭经、功能性子宫出血、子宫脱垂、子宫肌瘤、不孕症、盆腔炎等。

（二）针刺法的作用

针刺可以疏通经络、安神醒脑、活血化瘀、化痰逐饮、补泻脏腑、平衡阴阳等作用，其中调节脏腑功能作用是最基本、最重要的一种。针刺对机体各系统、各器官的功能有多方面、多途径的调节作用。

三、辨证与评估

1. 四诊合参　通过望、闻、问、切，确定证型，排除不适宜针刺治疗者。

2. 核对信息　核对患者一般信息。

3. 了解病史　了解患者当前的主要症状、发病部位、发病时间、加重与缓解因素、曾经采取的治疗方法及疗效、女性的月经情况、既往病史等。

4. 个体评估　评估患者体质情况、皮肤情况；评估患者心理状况；评估患者对此项治疗的了解度、信任度和配合程度。

四、物品准备

治疗车、治疗盘、适宜型号一次性毫针、快速手消毒液、皮肤消毒液、棉签、弯盘、屏风，必要时备浴巾、防渗漏的利器盒。

五、操作流程

1. 操作前准备　调节室温和室内光线，衣帽整齐，洗手，戴口罩。检查针具是否为需要的型号，包装是否完整，是否在有效期内。

2. 核对信息　备齐用物，携至床旁。住院患者核对患者姓名、性别、床号、住院号、腕带和床头牌等信息，并做好治疗前的解释工作。

3. 选择穴位　协助患者松开衣带或衣扣，按针刺部位选取合理体位。选好穴位后，先用拇指按压穴位，找出敏感点。

4. 消毒检查　用快速手消毒液消毒双手。以穴位敏感点为圆心，环形消毒进针部位 2 遍，按针刺部位的肌肉丰满程度、预进针深浅、患者体型胖瘦选取合适型号的毫针，进针前检查针柄是否松动，针身和针尖是否弯曲或带钩。

5. 进针行针　根据针刺部位，选择相应的进针方法，正确进针；当刺入一定深度时，患者局部产生酸、麻、胀、重等感觉或向远处传导时，即为"得气"。针刺结束记录针刺针数。得气后调节针感，一般留针 15 ～ 30 分钟。在针刺及留针过程中，可根据患者的体质、证型选择提、插、捻、转等补泻手法。密切观察有无晕针、滞针、折针等情况，如有发生意外，紧急处理。

6. 起针查对　左手持无菌棉签按压在针孔周围皮肤处，右手持针柄慢慢捻动，将针尖退至皮下，迅速拔出，随即用无菌棉签轻压针孔以防止出血。操作完毕后，再次查对患者信息，检查针数，以防遗漏毫针于患者身体。将用过的毫针投入利器盒内。

7. 整理记录　协助患者穿好衣服，取舒适卧位，整理床单位，整理用物，再次洗手。记录患者针刺后的身体、心理及症状变化情况，并签名。

六、注意事项

1. 操作前　检查用物是否备齐，毫针、棉签、消毒液是否在有效期内。针刺前做好解释工作，消除患者的紧张情绪，减少晕针、滞针等事件的发生率。选择合适的体位，以便于暴露针刺部位，方便操作，冬季应注意保暖。

2. 操作中　严格执行操作规程及无菌技术操作原则，准确运用进针方法、角度和深度，勿将针身全部刺入，以防折针。刺激强度因人而异，急性病、体质强者宜强刺激；慢性病、体质弱者宜弱刺激；一般情况中等刺激即可。针刺过程中严密观察患者的反应，如有意外发生，应按相应的预案紧急处理。

3. 操作后　起针时要核对穴位及毫针数，以免将针遗留在患者身上。使用过的一次性针具，放入无渗漏的利器盒内。

4. 针刺禁忌　患者在饥饿、疲劳、精神高度紧张时不宜针刺。胸胁、腰背部位的穴位不宜直刺、深刺，以免刺伤内脏。皮肤有感染、溃疡、瘢痕或肿瘤的部位，凝血功能障碍、血小板减少症，女性在月经期、怀孕期等不宜针刺。

5. 用物处理　按《中医针刺类技术相关性感染预防与控制指南（试行）》进行无害化处置。

第二节　水针法

一、水针法的概念与种类

（一）水针法的概念

水针法又称穴位注射法，它是根据患者所患病证，以中医学理论为基础，辨证取穴、辨证选药，将中药注射液、西药注射液或者自体血液某成分注入穴位内的方法。

（二）水针法的种类

1. 药物水针法　又分为西药制剂水针法如维生素 B 族、盐酸山莨菪碱注射液等，以及中草药制剂水针法如丹参针剂、当归针剂等。

2. 自体血水针法　抽取患者的静脉血并进行分离，用分离出的血液某成分如白细胞或者血清，注射于患者穴位。

二、水针法的适应证与作用

（一）水针法的适应证

水针法的适应证非常广泛，凡是注射类的药物均可采用水针方法。其所适用病证包括颈椎病、腰腿痛、腹痛、背痛、关节痛、软组织损伤、坐骨神经痛、肩周炎、纤维组织炎、支气管炎、原发性高血压、胃及十二指肠溃疡、肝炎、胆绞痛、神经衰弱、脑震荡后遗症，以及恶性肿瘤放疗、化疗所致的恶心呕吐、白细胞降低等。

（二）水针法的作用

水针法具有针刺及所注射药物功效的双重治疗作用。首先是止痛作用。穴位注射与针刺一样，可以兴奋多种感受器，产生针感信号，通过不同的途径到达脊髓和脑，产生诱发电位，这种诱发电位可以有明显的抑制作用。因局部刺激信号进入中枢后，可以激发许多神经元的活动，释放出多种神经介质，其中有止痛作用的 5- 羟色胺、内源性吗啡等，这些物质的释放起到了止痛作用。其次是防御作用。穴位注射可以增强体质，预防疾病，主要与针刺可以激发体内的防御机制有关。再次是调整作用。穴位注射对人体的消化、呼吸、循环、泌尿系统等均有不同程度的调整作用。如它对消化系统的调整作用，主要表现在可解除胃肠平滑肌痉挛，调整消化液分泌，调整胃肠蠕动等方面。水针法具有双向的调节作用，当功能亢进时，其可使功能缓解；当功能低下时，其可使功能增强。

三、辨证与评估

1. 四诊合参　通过望、闻、问、切，确定证型，排除不适宜水针法者。

2. 核对信息　核对患者一般信息。

3. 了解病史　了解患者当前的主要症状、发病部位、加重与缓解因素，了解过敏史、既往病史。

4. 个体评估　评估患者体质情况、选择穴位局部的皮肤情况；评估患者心理状况；评估患者对此项治疗的了解度、信任度和配合程度。

四、物品准备

治疗车上层放置免洗手消毒液、无菌治疗盘，治疗盘内放置已抽好的药物（根据药物剂量和患者的体型选择 1 ～ 5mL 注射器）、含碘消毒液、无菌棉签；治疗车下层放置垃圾桶、防渗漏的利器盒。

五、操作流程

1. 操作前准备　调节室温和室内光线，操作者衣帽整齐，洗手，戴口罩，检查药物、注射器包装是否完好，以及含碘消毒液、无菌棉签是否在有效期内。备齐用物，携至床旁。做好解释，以取得合作。取合适的体位，协助患者松解衣着，暴露穴位注射局部皮肤，注意保暖。

2. 核对信息　住院患者核对患者姓名、床号、住院号、腕带和床头牌、药物的名称、剂量等信息。

3. 操作前　再次核对，选取并确定注射穴位，指压患者局部找到疼痛或者出现酸、胀、麻、沉等得气的敏感点。检查注射器是否在有效期内、有无漏气，针头是否有弯钩和毛刺等情况。严格执行无菌操作，抽取所需药液于注射器内备用，以注射点为中心环形消毒局部皮肤，消毒直径大于或等于 5cm。

4. 操作步骤 左手持注射器，右手推动针栓排净针筒内的空气，一手绷紧皮肤，针尖对准穴位迅速刺入皮下，然后用针刺手法将针头针梗部分的 1/2 ～ 2/3 长度刺入穴位，并行提、插、捻、转，得气后回抽无回血，将药液缓慢注入。如所用的药量较大，可以推入部分药液后，将针头提起少许再注入余药。注射结束拔出注射器针头，用无菌干棉签按压局部（图 13-4）。

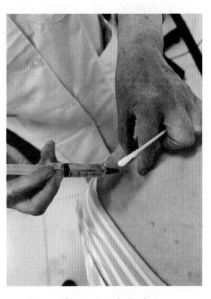

图 13-4 水针法

5. 操作后 操作完毕，再次核对患者床号、姓名、住院号、腕带等信息。协助患者穿好衣服，取舒适卧位，整理床单位、用物，洗手，记录并签名。

6. 用物处理 用过的注射器等物品分类按《中医针刺类技术相关性感染预防与控制指南（试行）》进行无害化处理。

六、注意事项

1. 配伍禁忌 注意药物的配伍禁忌。有毒副作用和刺激性较强的药物不宜采用水针疗法。凡是可引起过敏反应的药物，必须先做皮肤过敏试验，结果为阴性者方可使用。

2. 操作前 根据辨证和临床表现选穴位，熟练掌握穴位的选择方法、注入的深度、针刺的方向。注射药液前要先回抽检查有无回血，无回血后方可注射药物于穴位内。

3. 操作中 每个穴位注入的药量一般为 1～2mL，胸背部可注射 0.5～1mL，腿部和臀部肌肉丰厚处可加量。患者有触电感时针体应往外退出少许后再进行注射。药液注入完毕后快速拔针，用无菌棉签轻按压针孔 2～3 分钟，以防止出血和药物向体外溢出。

4. 观察沟通 在注射过程中，应注意与患者沟通交流，密切观察患者的反应，如出现晕针、弯针、折针等意外，应紧急处理。

5. 无菌及查对 水针操作需要严格执行无菌操作规程，执行一人一针一管，避免交叉感染；严格执行"三查七对"制度。

第三节　温针法

一、温针法的概念与种类

（一）温针法的概念

温针法是指在针刺得气后，在针柄处加上艾炷或艾团点燃，或在针刺部位用电磁波治疗仪的热能温热毫针的一种中医外治方法。

（二）温针法的种类

1. 艾火温针法 按针柄处加艾的形式又分为艾团温针法、艾炷温针法（图13-5）和艾盒温针法三种。

2. 电磁波温针法 是利用电磁波治疗仪（包括红外线治疗仪）产生的热能温热针柄及针刺周围皮肤及皮下组织的方法（图13-6）。

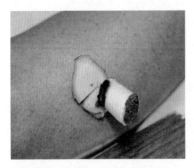 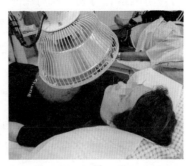

图 13-5 艾炷温针法　　　　图 13-6 电磁波温针法

二、温针法的适应证与作用

（一）温针法的适应证

温针法通过温热的针刺激可治疗多种虚寒性疾病，如风湿痹痛、膝关节疼痛、腰痛，脾胃虚寒导致的胃寒腹痛、完谷不化、消化不良、腹泻、腹胀、痛经、宫冷不孕，血瘀引起的肌肤疼痛等。

（二）温针法的作用

温针法具有针刺与艾灸或电磁波的多重功效，可起到温经散寒、活血通络、止痛行气、化瘀消炎、加快血液循环等作用。

三、辨证与评估

1. 四诊合参　通过望、闻、问、切，确定证型，排除不适宜者。

2. 核对信息　核对患者一般信息。

3. 了解病史　了解患者当前的主要症状、发病部位、加重与缓解因素、有无皮肤对温感敏感性降低、既往病史。

4. 个体评估　评估患者体质情况、皮肤情况；评估患者心理状况；评估患者对此项治疗的了解度、信任度和配合程度。

四、物品准备

艾火温针法需选择有排烟设施的房间或有效果良好的净化烟雾的设备，治疗车上层放置治疗盘、艾团或艾炷、打火机；电磁波温针法备电磁波治疗仪；免洗手消毒液、皮肤消毒液、无菌棉签、一次性毫针、纱布、浴巾、姜片；治疗车下层放置垃圾桶、防渗漏的利器盒。

五、操作流程

1. 操作前准备　调节室温和室内光线，操作者衣帽整齐，洗手，戴口罩，检查针具是否为需要的型号，包装是否完整、是否在有效期内。备齐用物，携至床旁。做好解释。

2. 核对信息　住院患者核对患者床号、姓名、住院号、腕带和床头牌等信息。

3. 操作前　艾火温针法开启排烟或净烟设备；电磁波温针法接通电源，打开开关，调节加温时间。帮助患者取舒适合理的体位，暴露针刺部位，注意保暖和保护患者隐私。

4. 操作中　选好穴位，消毒皮肤，选取毫针，正确持针，实施针刺。针刺得气后留针。将艾绒团捻裹于针柄上，或用长约 2cm 的艾炷插在针柄上，在皮肤与艾炷之间骑针放置新鲜姜片，而后从贴近姜片处点燃艾炷加热针柄，使热力沿针身传至穴位。把姜片放置在皮肤与针柄中间，一方面生姜本身具有温热的功效，另一方面可以提高皮肤的耐热度，防止皮肤烫伤。

5. 操作后　当艾绒燃尽后及时更换艾团或艾炷再灸，可连灸 2～5 壮。施灸时观察有无出现针刺意外，及时清除脱落的艾灰以防止烫伤皮肤或燃烧衣被。施灸完毕，除去艾灰，拔出毫针，用无菌干棉签轻压针孔片刻，以防出血，并核对毫针数，以防遗漏。操作结束，再次查对。协助患者穿衣，取舒适体位，整理床单位。酌情开窗通风。整理用物，洗手，详细记录治疗后的客观情况，并签名。

6. 用物处理　使用过的物品分类按《中医针刺类技术相关性感染预防与控制指南（试行）》进行消毒和无害化处理。

六、注意事项

同针刺和艾条灸法。

第四节　火针法

一、火针法的概念与种类

（一）火针法的概念

火针法古称"焠刺""烧针"，是将直径比一般毫针稍粗、针柄采用能够有效隔绝热量传导的蟠龙柄的特制针具，在火上烧红转为发白后，快速刺入人体，以治疗疾病的方法。

（二）火针法的种类

按针的长短和针刺机体的深浅分为两种。

1. 短针浅刺　用于治疗静脉曲张，顽固性高热，皮肤病如痤疮、扁平疣、白癜风、慢性湿疹、神经性皮炎、结节性痒疹、带状疱疹等。

2. 长针深刺　用于治疗瘰疬、象皮肿等顽疾。

二、火针法的适应证与作用

（一）火针法的适应证

火针法的适应证较广，常用于类风湿关节炎、强直性脊柱炎、颈椎病、腰椎间盘突出症、肩周炎、扁平疣、湿疹、带状疱疹、静脉曲张、顽固性高热、体表积聚、象皮肿等疾病。

（二）火针法的作用

火针疗法具有温经散寒、通经活络、祛湿通痹、缓解疼痛的作用。从现代的研究来看，火针是利用温热刺激及进针一瞬间的机械刺激发挥抗炎、镇痛、组织修复等作用。

三、辨证与评估

1. 四诊合参　通过望、闻、问、切，确定证型，排除不适宜火针法者。

2. 核对信息　核对患者一般信息。

3. 了解病史　了解患者当前的主要症状、发病部位、加重与缓解因素，了解对针刺及热的耐受度、既往病史。

4.个体评估　评估患者体质情况、皮肤情况；评估患者心理状况；评估患者对此项治疗的了解度、信任度和配合程度。

四、火针的禁忌证

1. 火针刺激强烈，孕妇及年老体弱者禁用。
2. 局部红肿者禁用。
3. 严重高血压、心脏病等未得到控制者等禁用。

五、物品准备

治疗车的上层放置治疗盘、火针、酒精灯、打火机、免洗手消毒液、皮肤消毒液、无菌棉签、纱布、浴巾，治疗车的下层放置垃圾桶、防渗漏的利器盒。

六、操作流程

1.操作前准备　调节室温和室内光线，操作者衣帽整齐，洗手，戴口罩。备齐用物，携至床旁。做好解释。

2.核对信息　住院患者核对患者床号、姓名、住院号、腕带及床头牌等信息。

3.选择体位　协助患者取舒适并方便实施操作的体位，暴露针刺部位，注意保暖和保护患者隐私。

4.操作步骤　选好穴位，消毒皮肤，点燃酒精灯，根据病证深浅选择适宜型号的有蟠龙柄的火针，正确持针，将针在酒精灯上烧至由红转为发白时，左手固定患部，右手持针，迅速刺入患部或其周围皮肤和组织，然后立即将针拔出。针刺的深度应视病变深浅而定。每次针数的多少应根据病情和病变局部面积的大小而定，一般刺 1～3 针。针刺间隔以每周 1 次为宜，如病情需要可缩短针刺间隔时间和增加针刺数量（图 13-7）。

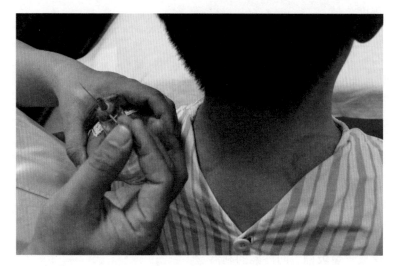

图 13-7　火针法

5. 其他　对于疼痛敏感者，可用盐酸利多卡因注射液局部浸润麻醉 2 分钟后再行针刺。

6. 用物处理　使用过的物品分类按《中医针刺类技术相关性感染预防与控制指南（试行）》进行消毒和无害化处理。

七、注意事项

1. 操作前　用本法治疗前，加强沟通，做好患者的思想工作，解除其思想顾虑，消除其紧张心理，取得配合，而后方可进行治疗。

2. 操作中　使用火针施治时，必须细心慎重，动作敏捷、准确，避开肌腱、神经干及内脏器官、血管（治疗静脉曲张者例外），以防损伤。火针治疗必须把火针烧至由红变白时速刺速起，不能停留，深浅应适度。

3. 操作后　施行火针治疗后，针孔要用无菌纱布或创可贴覆盖，48 小时内不可洗浴，以防针刺处感染。

第五节　穴位埋线法

一、穴位埋线法的概念与种类

（一）穴位埋线法的概念

穴位埋线法是指用特制的针具将一段约 2cm 长短的无菌可吸收线，植入人体穴位内，利用线体对穴位的持续刺激作用，达到防治疾病的一种中医外治方法。

（二）穴位埋线法的种类

1. 动物蛋白线如羊肠线。
2. 人工合成线如胶原蛋白线。

二、穴位埋线法的适应证与作用

（一）穴位埋线法的适应证

穴位埋线法适用于多种疾病的预防和治疗，较为常见的适应证是慢性萎缩性胃炎、慢性直肠炎、慢性结肠炎、胃和肠道溃疡、恶性肿瘤患者放化疗的减毒增效、肥胖症、顽固性呃逆和嗳气、银屑病、糖尿病、高血压、慢性支气管肺炎、哮喘等疾病。

（二）穴位埋线法的作用

穴位埋线法是集多种方法、多种效应于一体的复合性治疗方法，肠线或胶原蛋白线在组织中被分解吸收时，对穴位可起到"长效针感"效应，可同时发挥多种刺激作用，达到平衡阴阳、调和脏腑、疏通经络、补益气血、提高机体营养代谢和应激性、抗炎、抗过敏、促进组织修复的作用。

三、辨证与评估

1. 四诊合参　通过望、闻、问、切，确定证型，排除不适宜穴位埋线者。

2. 核对信息　核对患者一般信息。

3. 了解病史　了解患者当前的主要症状、发病部位、加重与缓解因素，了解过敏史、疼痛和针刺的耐受度、既往病史。

4. 个体评估　评估患者体质情况、皮肤情况；评估患者心理状况；评估患者对此项治疗的了解度、信任度和配合程度。

四、物品准备

治疗车、无菌治疗盘、免洗手消毒液、皮肤消毒液、棉签、一次性埋线针、无菌纱布、无菌乳胶手套、孔巾、1～2cm长的胶原蛋白线或羊肠线数段、无菌敷贴、隔离衣、无菌帽、浴巾、防渗漏的利器盒。

房间准备：房间宽敞、室温合适、光线明亮，房间进行空气及物品消毒，有条件者可在手术室高级别的无菌环境下进行穴位埋线操作。

五、操作流程

1. 操作前准备　关闭门窗，调节室温。再次核对患者相关信息。取舒适并利于实施操作的体位。

2. 选择部位 暴露埋线部位，注意保暖，保护患者隐私。准确选择穴位，在穴位处按压有酸、胀、麻、疼得气感，用指甲压一个十字痕或者用记号笔标记，严格皮肤消毒。

3. 操作步骤 穿隔离衣，戴无菌手套，将无菌孔巾铺于所选穴位上，将胶原蛋白线放入针芯中，左手绷紧皮肤，右手持针，根据患者体型和埋线部位，快速刺入 1 ～ 2cm，患者出现酸、胀、麻感即"得气"后，推动针芯，将线推入穴位组织内，退出穿刺针，用无菌纱布按压针孔 1 ～ 2 分钟，无渗血后，覆盖无菌敷贴（图 13-8）。

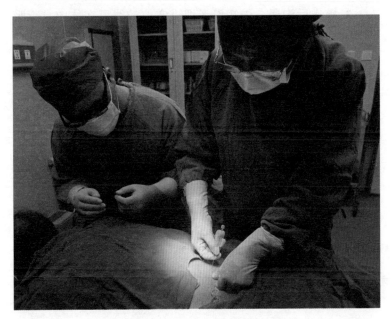

图 13-8 穴位埋线法

4. 操作后 穴位埋线过程中应与患者勤沟通，及时了解患者的针感，密切观察患者的身心状态。协助患者穿衣，取舒适体位，整理用物，洗手，记录并签名。

5. 用物处理　使用过的物品分类按《中医微创类技术相关性感染预防与控制指南（试行）》进行消毒和无害化处理。

六、注意事项

1. 定位及力度　熟知人体解剖、经络走行及腧穴定位，操作时动作宜轻柔，不能用力过猛。

2. 埋线禁忌　严重心脏病、糖尿病、有出血倾向者（如凝血功能障碍、血小板减少者），以及高热、意识障碍、月经期患者禁用此方法。

3. 操作后沟通　告知患者埋进穴位的线可在体内自行吸收，不用担心；术后出现酸胀麻感即"得气"感，局部出现轻度红肿、热痛或轻度发热属正常现象，2～3日后可逐渐减轻或消失。

4. 防止并发症　在胸部和背部埋线时应避开肺脏的位置，以免损伤肺组织，造成气胸；穴位埋线退出穿刺针后，用无菌纱布按压3～5分钟，以防发生血肿。

5. 防止感染　穴位埋线是侵入性埋藏治疗，必须严格执行无菌技术操作，严格皮肤消毒；穴位埋线后48小时内禁止洗浴，72小时内禁止泡浴，以防发生局部感染。

第十四章

中药外治法类

第一节 穴位敷贴法

一、穴位敷贴法的概念与种类

（一）穴位敷贴法的概念

穴位敷贴法是指在选定的穴位上贴敷药物，通过药物和穴位的共同作用，融合经络、穴位、药物为一体的复合性、无创、无痛的中医外治方法。

（二）穴位敷贴法的种类

1.直贴法 是将已制备好的药物贴，对准穴位直接粘贴的方法。

2.敷贴法 是将已制备好的药物直接涂搽于穴位上，外敷医用防渗水敷料贴的方法。

3.填贴法 是将药膏或药粉填于脐或洼陷的病灶处，外贴敷贴或者覆盖纱布，再以医用胶布固定的方法。

4.熨贴法 是将熨贴剂加热，趁热外敷于穴位，或先将贴剂贴敷于穴位上，再用艾火或其他热源在药物上温熨的方法。

二、穴位敷贴法的适应证与作用

（一）穴位敷贴法的适应证

穴位敷贴法是中医外治的典型代表方法，具有方便、效佳、价廉、副作用小等特点。穴位敷贴也是"冬病夏治"最常用的疗法之一，它的适应证非常广泛，如小儿积食、消化不良，哮喘、慢性阻塞性肺疾病，嗳气、便秘、腹泻、腹胀、腹水，颈椎病、腰椎病、肩周炎、骨性关节炎、类风湿关节炎、足底痛，阳痿、早泄、性功能降低，痛经、月经紊乱，尿潴留、尿失禁，疮、疖、红肿尚没有溃破等病症。

（二）穴位敷贴法的作用

穴位敷贴法以中医经络学、方剂学说为理论依据，根据辨证确定药物配方，直接贴于穴位或患处，可以使药物直达病所，既有穴位刺激作用，又可通过皮肤组织对药物有效成分的吸收，发挥药理效应，因而具有穴位和药物双重的治疗作用。

三、辨证与评估

1. 四诊合参　通过望、闻、问、切，确定证型，排除不适宜穴位敷贴者。

2. 核对信息　核对患者一般信息。

3. 了解病史　了解患者当前的主要症状、发病部位、加重与缓解因素，了解过敏史、既往病史。

4. 个体评估　评估患者体质情况、皮肤情况；评估患者心理状况；评估患者对此项治疗的了解度、信任度和配合程度。

四、物品准备

治疗盘、免洗手消毒液、一次性穴位贴或棉纸、敷贴药物（研成细末的药粉，用开水、醋、酒、姜汁、凡士林或其他溶剂调成糊状、软膏、丸剂或饼剂，或将中药汤剂熬成药膏或药物泥）、油膏刀或者压舌板、无菌纱布、胶布或绷带、温热生理盐水、镊子，必要时备屏风。

五、操作流程

1. 操作前准备　调节室温和室内光线，操作者衣帽整齐，洗手，戴口罩。备齐用物，携至床旁。做好解释。取合理体位，充分暴露敷贴穴位或患处，必要时用屏风遮挡。

2. 核对信息　核对患者床号、姓名、住院号、腕带和床头牌等信息。

3. 清洁皮肤　用温热生理盐水纱布清洗皮肤上的药渍和污垢，观察穴位敷贴处的皮肤情况。

4. 操作步骤　将膏状药物放入穴位贴圈内，用油膏刀抹平，贴在选定的穴位上。敷药面积较大者，取大小合适的棉纸，用油膏刀或者压舌板将所需药物均匀地平摊于棉纸上，厚薄适中。敷药面积较小者，可以将药物膏或药物泥均匀地平摊于一次性敷贴上，直接贴于穴位上。为避免药物受热溢出污染衣物，可加盖纱布，以胶布或绷带固定，松紧适宜（图 14-1）。

5. 操作后　观察患者局部皮肤，询问有无不适感。再次查对。操作完毕，协助患者穿好衣服，取舒适体位，整理床单位，告知患者穴位敷贴注意事项。整理用物，洗手，记录并签名。

6. 用物处理　使用过的物品分类按《中医敷熨熏浴类技

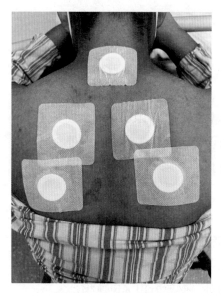

图 14-1　穴位敷贴法

术相关性感染预防与控制指南（试行）》进行消毒和无害化处理。

六、注意事项

1.贴药禁忌　孕妇的脐部、腹部、腰骶部及某些敏感穴位，如合谷、三阴交等处不宜敷贴，以免局部刺激引起流产。

2.药物使用　药物必须均匀地平摊于敷贴或绵纸上，厚薄要适中，一般以 0.2 ～ 0.5cm 为宜。穴位敷贴药物直径 1 ～ 2cm 即可；局部肿块敷贴药物范围应超出肿块 1 ～ 2cm。敷贴穴位应交替使用，不宜单个部位连续敷贴。小儿的皮肤嫩薄，敷贴时间不宜太长。

3.皮肤处理　除拔毒膏以外，患处有溃烂时不宜敷贴药物，以免发生化脓性感染。对于残留在皮肤上的药膏，不宜采用肥皂或刺激性物品擦洗。敷药后如出现红疹、瘙痒、水疱等过敏现象，应停止使用，涂抹芦荟胶于局部皮肤，局部过敏反应严重者可涂抹氟轻松乳膏并密切观察。

4.敷贴时间　成人每次贴药时间为 24 小时，儿童贴药时间为 8 ～ 12 小时。疗程是连续敷贴 7 次为 1 周期，敷贴治疗 4 个周期为一疗程。

5.疗效观察　如非第一次敷贴药，应注意观察和询问敷药处的皮肤情况，了解敷药后症状是否有减轻，药物起效时间及症状减轻程度。

第二节　中药泡洗法

一、中药泡洗法的概念与种类

（一）中药泡洗法的概念

中药泡洗法是根据病症与辨证确定中药配方，将熬成的中药汤剂或将药物打粉装入茶包袋用沸水冲泡，倒入特制的塑料袋内，然后放置在温度适宜的浴桶内，泡洗病变部位的治疗方法。

（二）中药泡洗法的种类

其按剂型分为汤剂类和散剂类。

二、中药泡洗法的适应证与作用

（一）中药泡洗法的适应证

中药泡洗法的适应证非常广泛，根据泡洗液配方的不同可治疗多种病证，如寒痹、湿痹、四肢关节疼痛、四肢水肿、亚健康调理等。例如恶性肿瘤患者化疗所致的手足综合征（末梢神经损伤、手足麻木、手足疼痛等）用郑州王氏中医外治学术流派配方"麻痛散"泡洗，可获得满意疗效。

（二）中药泡洗法的作用

中药泡洗法的药物经皮肤吸收后可直达病所，发挥药物的功效和泡洗的温热协同效应，从而起到通经活络，调理身体虚寒和失衡的阴阳，改善机体的血液循环，有效缓解乏力、疼痛、失眠症状，防治放疗、化疗引起的毒副反应，发挥防治疾病的作用。

三、辨证与评估

1. 四诊合参　通过望、闻、问、切，确定证型，排除不适宜中药泡洗者。

2. 核对信息　核对患者一般信息。

3. 了解病史　了解患者当前的主要症状、发病部位、加重与缓解因素，以及泡洗部位皮肤是否完整、有无破损，了解过敏史、既往病史。

4. 个体评估　评估患者体质情况、皮肤情况；评估患者心理状况；评估患者对此项治疗的了解度、信任度和配合程度。

四、物品准备

治疗车、治疗盘、免洗手消毒液、泡洗药液、可调温浴桶或木质浴桶、纱布或擦手纸、水温计，必要时备浴巾、屏风及换药用品，如为会阴或肛门直肠疾患坐浴者，备坐浴盆和坐浴椅、治疗碗。

五、操作流程

1. 操作前准备　调节室温和室内光线，操作者衣帽整齐，洗手，戴口罩。备齐用物，携至床旁。做好解释。

2. 核对信息　核对患者信息和泡洗用药、泡洗部位。

3. 选择体位　根据泡洗部位协助患者取舒适的体位，暴露泡洗部位，必要时用屏风遮挡，冬季注意保暖。

4. 操作步骤　四肢泡洗时，将药液倒入特制的塑料袋内，将装有药液的塑料袋放入盛有热水的浴桶内，根据患者的耐热力和治疗需要，由低到高调节水温并设定泡洗时间，一般泡洗温度为 38 ～ 42℃，泡洗时间为 20 ～ 30 分钟，待温度适宜时，将患肢浸泡于药液中（图 14-2）。坐浴者，将药液趁热倒入盆内，上置带孔盖子，协助患者脱去内裤，坐在盆盖上熏蒸，待药液温度适宜时，去掉盖子，坐入盆中泡洗，每次泡洗 20 ～ 30 分钟。

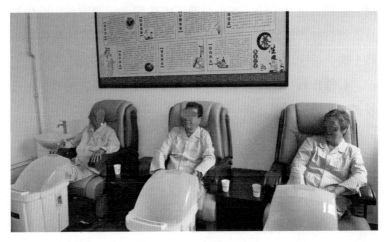

图 14-2　中药泡洗法

5. 操作后处理　泡洗完毕，擦净患者皮肤上的药水，协助穿衣，安置舒适卧位。整理用物，洗手，记录并签名。

6. 物品处理　使用过的物品分类按《中医敷熨熏浴类技术相关性感染预防与控制指南（试行）》进行消毒和无害化处理。

六、注意事项

1. 操作前　注意保暖，暴露部位尽量加盖衣被并注意保护患者隐私。

2. 操作中　泡洗药温不宜过热，一般为 38～42℃，测试好温度后再进行泡洗，以防烫伤。泡洗过程中，密切观察患者的反应，了解其生理及心理感受。若感到不适，应立即停止泡洗，协助患者取舒适卧位休息，必要时给予相应的对症处理。

3. 无菌原则　在伤口部位如直肠癌不保肛术后，肛周进行泡洗时，按无菌技术操作原则进行。根据泡洗部位，选用合适的泡洗器具，必要时可在浴室内进行。有创面部位泡洗时，先揭去敷料，泡洗完毕，按外科换药方法覆盖无菌敷料。所用物品需清洁并严格消毒，每人一份，避免交叉感染。泡洗一般每日 1 次，每次 20～30 分钟，视病情也可每日 2 次。

4. 操作后　泡洗结束半小时后方可外出，以防感冒，出汗较多时及时补充温开水。

5. 泡洗禁忌　女性禁止在月经期坐浴泡洗。

第三节　中药灌肠法

一、中药灌肠法的概念与种类

（一）中药灌肠法的概念

中药灌肠法又称结直肠给药法，是将调配好的中药水剂从肛门进行灌入，通过直肠或结肠黏膜的吸收以治疗疾病的外治方法。

（二）中药灌肠法的种类

中药灌肠法按肛管插入的深度分为直肠中药灌肠法和结肠中药灌肠法。

二、中药灌肠法的适应证与作用

（一）中药灌肠法的适应证

中药灌肠法适用于中风急性期（痰热腑实证）、直肠炎、痔疮、肛裂、慢性痢疾、高热、克罗恩病、慢性结直肠炎、放射性结肠炎、放射性直肠炎、慢性肾功能不全、慢性盆腔炎、盆腔淤血综合征、输卵管阻塞性不孕症、痛经、肺炎、上呼吸道感染，以及不能口服中药和不愿口服中药的患者。

（二）中药灌肠法的作用

中药灌肠通过肠道局部灌入药液以后，利用肠壁半透膜的渗透性迅速吸收药物，尤其适用于结直肠疾患，可使药物直达病所。中医理论认为肺与大肠相表里，故该方法不仅对于肠道附近的器官比如盆腔、腹腔及肠道周围局部炎症、感染效果良好，而且对呼吸系统的疾病也有治疗作用。

三、辨证与评估

1. 四诊合参　通过望、闻、问、切，确定证型，排除不适宜中药灌肠者。

2. 核对信息　核对患者一般信息。

3. 了解病史　了解患者当前的主要症状、发病部位、加重与缓解因素，了解过敏史、既往病史。

4. 个体评估　评估患者体质情况、皮肤情况；评估患者心理状况；评估患者对此项治疗的了解度、信任度和配合程度。

四、物品准备

治疗车、治疗盘、免洗手消毒液、中药药液、一次性灌肠袋、水温计、一次性手套、垫枕、中单、石蜡油棉球、纱布、卫生纸、输液架，必要时备便盆、屏风、灌肠管内导丝。

五、操作流程

1. 操作前准备 操作者衣帽整齐，洗手，戴口罩。评估患者，做好解释，调节室温至 25℃左右，嘱患者排空二便。

2. 核对信息 核对医嘱及患者信息。

3. 选取体位 备齐用物，携至床旁。关闭门窗，用隔帘或屏风遮挡。协助患者取左侧卧位（必要时根据病情选择右侧卧位），充分暴露肛门，垫中单于臀下，放置垫枕抬高臀部 10cm 左右。

4. 操作方法（图 14-3） 测量药液温度在 39 ～ 41℃，用石蜡油棉球润滑肛管前端，排净肛管内的气体，暴露肛门，液面距离肛门不超过 30cm。如为直肠中药灌肠，缓慢插入 10 ～ 12cm，缓慢滴入药液，滴入的速度视病情而定，滴注时间 15 ～ 20 分钟。结肠病变者，可根据结肠镜结果，插入深度以达病变部位为佳，缓慢插入 30cm 或以上。如果病变部位距离肛门较远如升结肠处，为防止灌肠管在插入过程中扭曲，可在灌肠管内放入介入用导丝，引导灌肠管前行。

5. 保留药液 药液滴完，夹紧并拔出肛管，擦干肛周药液，用纱布轻揉肛门处，嘱患者尽量保留药液 20 分钟以上，协助取舒适卧位。

6. 物品处理 使用过的物品分类按《中医灌肠类技术相关性感染预防与控制指南（试行）》进行消毒和无害化处理。

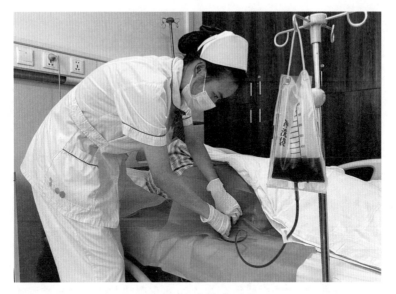

图 14-3　中药灌肠法

六、注意事项

1. 灌肠禁忌　近期肛门、直肠、结肠术后，大便失禁，下消化道出血的患者禁用中药灌肠法。

2. 灌肠药量　一次灌注药液量不可过大，不可超过 200mL，以防药液从肛门流出。

3. 导丝应用　若病变部位在升结肠部位，为防止灌肠管插入时扭曲或受阻，可在灌肠管内放入导丝，以利于灌肠管顺利插至病变部位。

4. 操作力度　插入灌肠管时动作要轻柔，不可用力过猛，以免损伤肠壁。

5. 有便意时　灌注药液时若患者有排便意识，嘱咐患者做深呼吸动作，以保证灌肠顺利进行。

第四节　中药湿热敷法

一、中药湿热敷法的概念与种类

（一）中药湿热敷法的概念

中药湿热敷法是将纱布或纱布垫浸泡于温热的中药液中，绞去多余的药液敷于患处，或者将中药袋直接敷于患处，外侧用塑料薄膜覆盖，利用热源使中药纱布或者中药袋保持湿热状态，用于治疗疾病的一种中医外治方法。

（二）中药湿热敷法的种类

其按湿热敷的方式可分为中药纱布湿热敷法、中药袋湿热敷法。

二、中药湿热敷法的适应证与作用

（一）中药湿热敷法的适应证

中药湿热敷法的适应证常见的有腹水，体表或四肢的疔、疮、痈、丹毒等局部炎症，结节、增生，跌打损伤，颈、肩、腰、背、腿痛，关节僵硬、伸屈不利、风湿性关节炎、类风湿关节病等。

（二）中药湿热敷法的作用

中药湿热敷法在中药湿敷时利用热源如 TDP 神灯温烤、红光治疗仪或者热水袋加热，使热力与中草药功效有机地结合作用于肌肤，充分发挥药物和热力的协同功效，使中药的有效成分直接渗入病变部位的深层组织，达到止痛、消炎利湿、疏通经络、活血化瘀、消肿散结、减少黏膜出血等作用。

三、辨证与评估

1. 四诊合参　通过望、闻、问、切，确定证型，排除不适宜中药湿热敷者。

2. 核对信息　核对患者一般信息。

3. 了解病史　了解患者当前的主要症状、发病部位、加重与缓解因素，了解过敏史、既往病史。

4. 个体评估　评估患者体质情况、湿热敷部位的皮肤情况；评估患者心理状况；评估患者对此项治疗的了解度、信任度和配合程度。

四、物品准备

治疗车、治疗盘、免洗手消毒液、38～43℃的中药液、无菌纱布或纱布垫（根据湿热敷的部位和面积准备）、水温计、镊子2把、塑料薄膜一卷、一次性中单、用于加热的 TDP 灯或红光热疗仪或热水袋。

五、操作流程

1. 操作前准备　调节室温与光线，操作者衣帽整齐，洗手，戴口罩。备齐用物，携至床旁。

2. 核对信息　核对患者床号、姓名、住院号、腕带和床头牌等信息，并做好解释。

3. 选择体位　取舒适且便于操作的体位，充分暴露湿热敷处身体，必要时用屏风遮挡患者。

4. 敷药方法　再次测试药液温度，将纱布或纱布垫浸于

38～43℃药液中，绞去多余的药汁敷于患处，或将装有中药的湿温药袋敷于患处，及时更换纱布或频淋药液于纱布上，以保持湿度和温度，上覆盖塑料薄膜以保持湿度，并避免药液污染衣被。

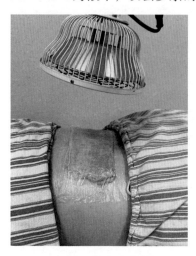

5. 加温方法　将TDP灯或红光热疗仪的灯头对准患处，调节灯头与皮肤之间的距离，或将热水袋放于敷药的患处，以患者感觉温热又不烫为度（图14-4）。

图 14-4　中药湿热敷法

6. 沟通交流　经常询问患者的感受，防止灼伤皮肤。

7. 操作后处理　操作完毕，清洁皮肤，协助患者穿好衣服，取舒适体位，再次查对。整理床单位，告知患者湿热敷后注意事项。整理用物，洗手，记录并签名。

8. 用物处理　使用过的物品分类按《中医敷熨熏浴类技术相关性感染预防与控制指南（试行）》进行消毒和无害化处理。

六、注意事项

1. 湿热敷禁忌　外伤皮肤破损者、有皮肤急性炎症化脓者禁忌用中药湿热敷法。

2. 药液准备　为保证湿热敷法的疗效，所用药液最好现配现用。

3. 加热距离　加热TDP灯或红光热疗仪的灯头要保持合适的距离，不可离敷药处太近，以免烤焦药袋或烤伤皮肤。

4. 注意保暖　湿热敷时应注意保暖，勿过多地暴露患者的机体，必要时通过调节室温或使用支被架为患者保暖，并注意保护患者隐私。

第五节　中药渐渍法

一、中药渐渍法的概念与种类

（一）中药渐渍法的概念

中药渐渍法是将中药煎成浓汤或中草药放入棉布包内煎浓缩药液后外敷患处，使药物经皮肤吸收，直达病所并输布全身肌腠、脏腑，用以治疗疾病的一种中医外治方法。

（二）中药渐渍法的种类

1. 中药纱布渐渍法。
2. 中药药袋渐渍法。

二、中药渐渍法的适应证与作用

（一）中药渐渍法的适应证

中药渐渍法适用于筋膜粘连性、风湿性、骨伤性疾病，同时可治疗多种疼痛性疾病，如类风湿关节炎、骨关节炎、颈腰椎间盘病变、肩周炎、筋腱损伤、肌肉劳损、各种跌打损伤及疮、疖红肿期等。

（二）中药渐渍法的作用

中药经皮肤吸收，一方面发挥渐渍药物的作用，另一方面借助温热效应发挥调和气血、通经活络、祛风止痛、软坚散结、导邪外出的作用。

三、辨证与评估

1. 四诊合参　通过望、闻、问、切，确定证型和溻渍药物处方，排除不适宜中药溻渍者。

2. 核对信息　核对患者一般信息。

3. 了解病史　了解患者当前的主要症状、发病部位、加重与缓解因素，了解过敏史、既往病史。

4. 个体评估　评估患者体质情况、皮肤情况；评估患者心理状况；评估患者对此项治疗的了解度、信任度和配合程度。

四、物品准备

治疗车、治疗盘、免洗手消毒液、测温仪或水温计、镊子2把、浴巾、弯盘、一次性中单、治疗巾、治疗碗（碗内盛放38～43℃中药液）、无菌纱布或中药包。

五、操作流程

1. 操作前准备　调节室温与光线，操作者衣帽整齐，洗手，戴口罩。备齐用物，携至床旁。

2. 核对信息　住院患者核对床号、姓名、住院号、腕带、诊断、治疗部位等信息，门诊患者核对姓名、门诊病历、诊断、治疗交费单等信息。做好解释，取得患者配合。

3. 操作步骤　取舒适体位，充分暴露治疗部位，铺一次性防渗漏中单于治疗部位下方。①中药纱布溻渍法：测试药液温度使其保持在38～43℃，将无菌纱布浸于药液中，绞干后敷于患处，上盖一次性塑料保鲜膜，避免污染衣被。间隔

10～15分钟更换药纱布或淋药液于纱布上，以保持纱布的湿度和温度。②中药药袋溻渍法（图14-5）：将调配好的塌渍中草药放入棉布包内，清水浸泡30～40分钟，然后放入药锅煎熬浓缩药液，用镊子将中草药布包捞起冷却至38～42℃，放于患部，间隔10～15分钟淋药液于药包上。经常与患者沟通交流，询问患者溻渍治疗的感受。

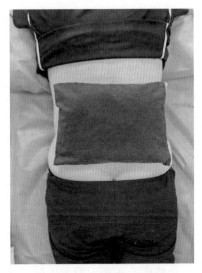

图14-5　中药药袋溻渍法

4. 操作后处理　操作完毕，清洁皮肤，协助患者穿好衣服，取舒适体位，整理床单位，告知患者中药塌渍治疗后的注意事项。整理用物，洗手，再次查对，记录并签名。

5. 用物处理　使用过的物品分类按《中医敷熨熏浴类技术相关性感染预防与控制指南（试行）》进行消毒和无害化处理。

六、注意事项

1. 溻渍禁忌　外伤后24小时内、外伤后患处有皮肤破损者、有皮肤化脓感染者禁忌用中药塌渍法。

2. 配药原则　塌渍药液应保持新鲜，最好使用时现配制或现熬现用。注意药包和药液的温度不可过高，以防止发生烫伤。

3. 操作中　注意保暖，冬季可通过调节室温或使用支被架为患者保暖，注意保护患者隐私，必要时用屏风遮挡。

4.保湿防渗　湿渍时用塑料保鲜膜覆盖于药纱布或中草药包的外部以保持湿度，将一次性防渗漏治疗巾或中单铺于治疗部位下方，避免药液污染衣服和床单。

第六节　中药熏蒸法

一、中药熏蒸法的概念与种类

（一）中药熏蒸法的概念

中药熏蒸法是用中药饮片煎煮产生的蒸汽，熏蒸人体体表来治疗疾病或者保健养生的一种中医外治方法。

（二）中药熏蒸法的种类

其按中药蒸汽机可熏蒸的部位分为以下几种。

1.全身中药熏蒸法　其按患者进入中药蒸汽仓，可采取的体位的不同分为坐式中药熏蒸法（图 14-6）、卧式中药熏蒸法（图 14-7）。

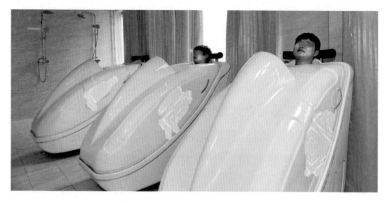

图 14-6　坐式中药熏蒸法

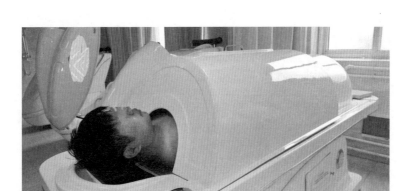

图 14-7　卧式中药熏蒸法

2. 局部中药熏蒸法　该法是对身体某个部位进行中药蒸汽熏蒸的方法，如腰背部熏蒸、腿部熏蒸等。

二、中药熏蒸法的适应证与作用

（一）中药熏蒸法的适应证

中药熏蒸法的适应证包括风寒感冒初期、寒痹、银屑病、皮肤瘙痒症、慢性湿疹、硬皮病、带状疱疹后遗神经痛、疥疮、风湿性及类风湿关节炎、强直性脊柱炎、骨关节疼痛、坐骨神经痛、慢性组织损伤、骨伤后期功能恢复者，以及不能口服中药和不愿口服中药的患者。

（二）中药熏蒸法的作用

中药熏蒸法对于皮肤病可使药物直达病所，对于风寒感冒可达到导邪外出的作用。中药熏蒸法除具有内服药的作用外，经皮肤给药可避免药物对口腔黏膜、消化道的刺激，减轻肝脏、肾脏的负担，避免胃肠道的首过效应，是不愿口服中药和

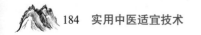

不能经口服药患者的治疗新途径。

三、辨证与评估

1. 四诊合参　通过望、闻、问、切，确定证型和中药熏蒸的药物处方，排除不适宜中药熏蒸者。

2. 核对信息　核对患者一般信息。

3. 了解病史　了解患者当前的主要症状、发病部位、加重与缓解因素，了解过敏史、对温热的耐受度、既往病史。

4. 个体评估　评估患者体质情况、皮肤情况；评估患者心理状况；评估患者对此项治疗的了解度、信任度和配合程度。

四、环境准备

关闭门窗，根据季节调节蒸汽浴室内温度，保持蒸汽浴室内温暖适宜，地面铺设防滑垫，防止患者滑倒受伤。

五、物品准备

准备熏蒸床或熏蒸仓、中药液或中药包、一次性坐浴垫、浴巾、毛巾、拖鞋、换洗的干净衣裤。

六、操作流程

1. 操作前准备　操作者衣帽整齐，洗手，戴口罩。

2. 核对信息　再次核对患者信息，并做好解释，嘱患者排空二便。

3. 操作步骤　根据患者的体质、病情和喜好，选择坐式或卧式熏蒸仓。在熏蒸仓药盒内放置中药液或中药包，打开熏蒸仓的水源、电源开关，调节熏蒸时间为 20～30 分钟，温度为 38 ～ 45℃。协助患者脱去外衣，调节洗浴水温，选择站位、坐位或卧位冲洗熏蒸部位或全身。坐浴者用浴巾裹身进入熏蒸仓内，去浴巾，放置一次性坐垫于座位上，坐稳后关闭熏蒸仓盖，头露于熏蒸仓外，进行熏蒸。若为局部熏蒸，蒸汽口需对准患部进行熏蒸。

4. 观察沟通　在熏蒸过程中，患者应有人陪伴，观察患者的面色、脉搏、呼吸等生命体征，随时询问是否有温度、体位等不当引起的不适，以便及时调节熏蒸温度、体位或停止熏蒸。

5. 操作后处理　熏蒸结束后，协助患者穿好衣服。清洗熏蒸仓，打开臭氧消毒按钮，对熏蒸仓进行消毒。消毒完毕，关闭水源、电源，取出药包。整理用物，洗手，记录并签名。

6. 用物处理　使用过的物品分类按《中医敷熨熏浴类技术相关性感染预防与控制指南（试行）》进行消毒和无害化处理。

七、注意事项

1. 熏蒸禁忌　使用胰岛素没有补充能量者，恶性肿瘤放疗、化疗引起Ⅳ度骨髓抑制，大量胸腔积液，心脏压塞，急性传染病，严重心脏病、严重高血压病患者没有得到有效控制者，禁忌全身熏蒸。空腹和餐后 30 分钟内，以及妇女妊娠和月经期间均不宜进行全身熏蒸。

2. 操作后　熏蒸完毕，应及时擦干患者身上的药液和汗液，注意保暖，避免直接吹风。出汗较多时应及时补充水和电解质。熏洗结束 30 分钟后方可外出，以防感受风寒。

3. 用物处理　所有物品需保持处于清洁状态，用具一人一份一消毒，避免交叉感染发生。

第七节　中药硬膏热贴敷法

一、中药硬膏热贴敷法的概念和种类

（一）中药硬膏热贴敷法的概念

中药硬膏热贴敷法是将多种药物研成细粉，用药油调成膏状涂在敷料上，将涂有药膏的敷料贴在体表患处或特定的穴位上，在中药硬膏贴敷处加热的中医外治方法。

（二）中药硬膏热贴敷法的种类

1. 批量生产的成品中药硬膏。
2. 用时现配现制作的中药硬膏。

二、中药硬膏热贴敷法的适应证与作用

（一）中药硬膏热贴敷法的适应证

中药硬膏热贴敷法适用于各种痹证、痛证、跌打损伤所致的瘀血肿痛、眩晕、癌症并发症等。

（二）中药硬膏热贴敷法的作用

中药硬膏热贴敷法可借助热力将药物通过皮毛腠理，循经运行，发挥疏风散寒、调气活血、化痰通络、消肿止痛的作用。

三、辨证与评估

1. 四诊合参　通过望、闻、问、切四诊合参确定证型，正确选择硬膏的中药配方，排除不适宜用中药硬膏热贴敷法的患者。

2. 核对信息 核对患者一般信息。

3. 了解病史 了解患者现病史如当前的主要症状、发病部位、病程、加重与缓解因素，了解过敏史、既往病史。

4. 个体评估 评估患者体质情况、皮肤情况；评估患者心理状况；评估患者对此项治疗的了解度、信任度和配合程度。

四、物品准备

治疗车、治疗盘、免洗手消毒液、纱布、敷料、温热的膏状中药、TDP 灯或红光加热灯、保鲜膜、胶布，必要时备腹带。

五、操作流程

1. 操作前准备 调节室温和光线，室温以 24 ～ 26℃为宜，操作者衣帽整齐，洗手，戴口罩。备齐用物，携至床旁。

2. 核对信息 住院患者核对患者床号、姓名、住院号、腕带和床头牌等信息，并做好解释。

3. 选取体位 向患者解释此项治疗的目的和方法，以取得患者配合，协助患者取舒适体位。注意保暖、避风、保护患者的隐私。

4. 操作步骤 观察局部皮肤情况，用纱布蘸温水清洁局部皮肤，根据敷贴面积，取大小合适的中药膏均匀地涂在敷料上，将涂有药膏的敷料贴在患处体表或特定的穴位上，厚薄适中，外侧覆盖保鲜膜，然后用胶布固定牢固，并询问患者有无不适。调试烤灯，灯头距离患者体表一般为 30 ～ 50cm，不宜离体表太近，以防过热造成烫伤（图 14-8）。根据病情确定中药硬膏加热时间，一般为 40 ～ 60 分钟，癌性腹水患者若病情许可，首次治疗加热时间可延长至 120 分钟。操作完毕，再次查对。

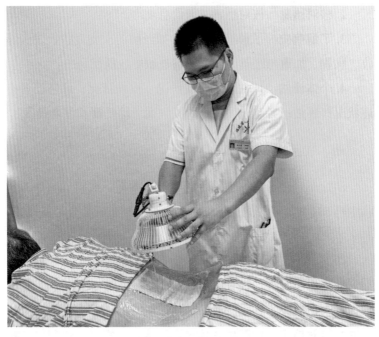

图 14-8 中药硬膏热贴敷法

5. 操作后 治疗结束，取下敷贴，清洁皮肤，观察局部皮肤情况，询问患者有无不适。整理用物，洗手，记录中药硬膏热贴敷治疗后的客观情况，并签名。

6. 用物处理 使用过的物品分类按《中医敷熨熏浴类技术相关性感染预防与控制指南（试行）》进行消毒和无害化处理。

六、注意事项

1. 操作中 中药硬膏热贴敷治疗期间应避免衣被污染，如有污染，应及时更换。

2. 操作后 贴敷后密切观察局部皮肤情况，如有丘疹、皮肤瘙痒等过敏现象，停止治疗，可局部涂抹抗过敏药膏以减轻症状，促进局部皮肤的恢复。

3.治疗禁忌 有出血性疾病，中药硬膏热贴敷处皮肤有破溃、疮、疖、脓肿、过敏等，均不宜使用中药硬膏热贴敷法。

4.频次疗程 中药硬膏热贴敷 1～2 日更换一次，7～10 日为一疗程，也可以根据病情轻重和疗效适当减少或增加治疗次数。

第十五章

现代技术类

第一节　子午流注低频电经穴刺激法

一、子午流注低频电经穴刺激法的概念与种类

（一）子午流注低频电经穴刺激法的概念

子午流注低频电经穴刺激法是将传统子午流注开穴法与现代电脉冲治疗相结合，利用智能软件自动计算子午流注开穴，再应用低频电脉冲刺激人体经络或穴位代替针刺，达到智能无创、精准治疗的一种外治方法。

（二）子午流注低频电经穴刺激法的种类

子午流注低频电经穴刺激按波形可分为以下几种。

1. 连续输出波形　是单个脉冲采用不同组合方式形成的波形，频率从每分钟几十次到每秒几百次不等。频率快的叫密波，频率慢的叫疏波。该刺激形式采用（1.25～1000）Hz 的连续输出波模拟针刺手法的补法。

2. 柔和疏密断续波　是疏密波和断续波的组合。疏密波是指密波和疏波交替，各 1.5 秒；断续波是 1.5 秒内无电流，1.5 秒内有密波。其模拟的是针刺手法中的平补平泻法。

3. 中档强度疏密断续波 是强度较柔和疏密断续波刺激强度增加的疏密断续波组合。

4. 较高强度的疏密断续波 是刺激强度较中档强度疏密断续波增加的疏密断续波组合。

5. 不同组合的疏密断续波 是疏密波和断续波不同叠加组合形成的疏密断续组合波，以模拟针刺手法中的泻法。

二、子午流注低频电经穴刺激法的适应证与作用

（一）子午流注低频电经穴刺激法的适应证

子午流注低频电经穴刺激法的适应证非常广泛，包括临床各科多种病症，如失眠、神经衰弱、慢性胃肠炎、便秘、尿失禁、尿潴留、肠麻痹、肠粘连、肩周炎、颈椎病、类风湿关节炎、风湿性关节炎等，以及对针刺恐惧不愿做针刺治疗、凝血功能障碍不能做针刺治疗的患者。

（二）子午流注低频电经穴刺激法的作用

子午流注低频电经穴刺激法利用自动变频的脉冲电压对经络或穴位的刺激，以达到疏通经络、活血化瘀、舒筋止痛、调节五脏六腑、平衡阴阳的作用。

三、辨证与评估

1. 四诊合参 通过望、闻、问、切，确定证型和穴位处方，排除不适宜用子午流注低频电经穴刺激法者。

2. 核对信息 核对患者一般信息。

3. 了解病史 了解患者当前的主要症状、发病部位、加重与缓解因素，了解既往病史。

4. 个体评估　评估患者体质情况、皮肤情况；评估患者心理状况；评估患者对此项治疗的了解度、信任度和配合程度。

四、物品准备

子午流注低频电治疗仪、治疗盘、免洗手消毒液、弯盘、75% 乙醇纱布、清洁纱布、电极片，必要时备配电盘、屏风等。

五、操作流程

1. 操作前准备　调节室温和光线，操作者衣帽整齐，洗手，戴口罩。备齐用物，携至床旁。

2. 核对信息　核对患者姓名、床号、住院号、腕带、床头牌等信息，并做好解释。

3. 检查仪器　接通电源，将电极片连接在治疗仪导联线上，检查各导连线连接是否完好。

4. 操作步骤（图 15-1 至图 15-3）　协助患者松开衣着，暴露所选部位，并取舒适体位。用酒精纱布清洁所选穴位处的皮肤，待干燥后粘贴电极片于所选穴位上。开启治疗仪器，调整各导联刺激强度，以患者能耐受为度。调节治疗时间，一般以 20 ～ 30 分钟为宜，也可以根据病情增加治疗时间。

5. 注意事项　在治疗过程中，每间隔 5 分钟左右调节各导联的刺激强度，并观察患者有无不适，如有不适，应立即停止治疗，并给予对症处理。

6. 操作后处理　治疗结束，再次查对，关机，分离导联线放于治疗仪抽屉里，摘除电极片，放入污物桶。用清洁纱布清洁治疗穴位处皮肤，协助患者穿好衣服，取舒适卧位，整理床

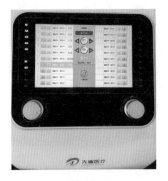

图 15-1
子午流注低频电经穴刺激法

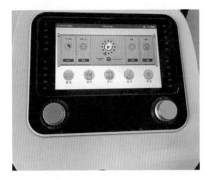

图 15-2
子午流注低频治疗仪主菜单

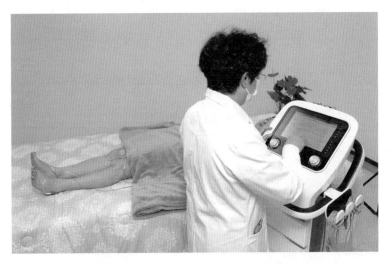

图 15-3　子午流注低频电治疗中

单位。拔下电源线，整理用物，向患者交代注意事项，洗手，记录并签名。

7. 用物处理　使用过的物品分类按《医疗机构消毒技术规范》进行消毒和无害化处理。

六、注意事项

1. 使用过程中 应避免在病房内使用电子设备如笔记本电脑等，以免干扰治疗波形，影响治疗效果及对仪器造成损害。机器应避免碰、撞、摔等外力。

2. 缓慢调节刺激强度 以免增加强度过大，给患者造成不适。治疗中如有不适即调低刺激强度，必要时停止治疗。

3. 患者配合 治疗期间，身体和贴有电极片的肢体活动幅度不宜过大，以防电极片脱落。

第二节　多功能经穴艾灸法

一、多功能经穴艾灸法的概念与种类

（一）多功能经穴艾灸法的概念

多功能经穴艾灸法是利用多功能艾灸治疗仪将用艾绒制备好的专用艾壮，安置在具有发热元件及磁化装置的艾腔中，将灸壮头直接用可调整松紧的缚带固定在选取的穴位上，当艾壮被加热后，患者的皮肤同时被加温，其局部毛孔舒张，使艾绒的有效成分通过穴位经络的输布传导和磁化装置的艾腔产生的人造磁场同时施加于人体经络、穴位或病变部位，同时起到艾灸和磁疗的双重治疗作用，以用于防治疾病的现代中医外治方法。

（二）多功能经穴艾灸法的种类

1. 单艾壮单穴灸 特点是施灸面积小，一次只能灸一个穴位，灸感比较弱。

2. 多艾壮多穴灸　特点是施灸面积大，邻近的几个穴位可一次完成，灸感比较强。

二、多功能经穴艾灸法的适应证与作用

（一）多功能经穴艾灸法的适应证

多功能经穴艾灸法的适应证与艾火灸法基本相同，包括慢性虚弱性疾病及风寒湿邪为患的病证如眩晕、贫血、痛经、恶心、呕吐、腹痛、腹泻、脱肛、腹水、阳痿、遗尿、寒厥、风湿疼痛、皮肤病变、肢凉怕冷、子宫脱垂等。另外，该疗法基本无烟产生，故为呼吸系统疾病和对烟雾敏感者的较佳选择。

（二）多功能经穴艾灸法的作用

多功能经穴艾灸法是根据传统艾灸的原理，结合现代电子计算机和磁疗技术的现代艾灸治疗方法，具有祛寒邪、补元阳、通经络、调正气之功效，从而达到调理亚健康状态、治疗寒湿痹证等疾病的作用。

三、辨证与评估

1. 四诊合参　通过望、闻、问、切，确定证型和穴位处方，排除不适宜用多功能经穴艾灸法者。

2. 核对信息　核对患者一般信息。

3. 了解病史　了解患者当前的主要症状、发病部位、加重与缓解因素、对热的耐受度和敏感度，了解过敏史、既往病史。

4. 个体评估　评估患者体质情况、皮肤情况；评估患者心理状况；评估患者对此项治疗的了解度、信任度和配合程度。

四、物品准备

多功能艾灸治疗仪、特制艾壮、一次性艾灸套、免洗手消毒液，必要时备配电盘、屏风等。

五、操作流程

1. 操作前准备 操作者衣帽整齐，洗手，戴口罩。备齐用物，携至床旁。

2. 核对信息 核对患者姓名、床号、住院号、腕带等信息，并做好解释。

3. 检查仪器 接通电源，连接导联线，检查各导连线的连接是否完好。协助患者松开衣着，暴露所选穴位，并取舒适体位。

4. 操作步骤（图 15-4） 将专用艾壮放入艾腔中，开启多功能艾灸仪，调整各导联温度，40～42℃预加热 5 分钟，然后将艾壮的中心对准所选择的穴位，用绑带固定牢。调节治疗时间，一般为 30～40 分钟。在治疗过程中，告知患者以施灸部位感到温热而不烫为宜。观察患者有无不适，如有不适，应立即停止治疗，并给予对症处理。

5. 操作后处理 治疗结束，再次查对，关机，分离导联线，酒精纱布擦拭后放入治疗仪抽屉，摘除艾壮，放入污物桶。协助患者穿好衣物，取舒适卧位，整理床单位。拔下电源线，整理用物，向患者交代注意事项。洗手，记录并签名。

6. 用物处理 使用过的物品分类按《医疗机构消毒技术规范》进行消毒和无害化处理。

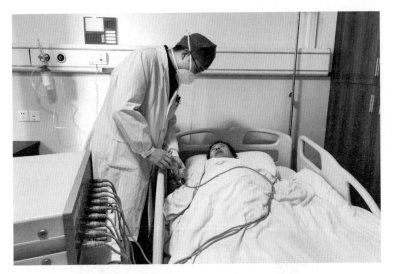

图 15-4　多功能经穴艾灸法

六、注意事项

1. 使用过程中　不要随意调节温度，以免损害仪器或烫伤患者。在使用过程中应避免碰撞。开启磁疗模式时，应避免在房间内使用各种电子设备，如手机、笔记本电脑等，以免干扰磁场，影响治疗效果及对仪器造成损害。

2. 治疗结束后　检查患者施灸部位的皮肤，如有发红，局部可涂抹芦荟胶或贴新鲜土豆片，以防局部烫伤起疱。

3. 出汗多者　及时更换汗湿衣服，避免受凉感冒，给予温开水口服。

第三节　中药离子导入法

一、中药离子导入法的概念与种类

（一）中药离子导入法的概念

中药离子导入法是利用直流电将药物离子通过皮肤或穴位或病灶或黏膜导入人体，从而获得药物与直流电物理双重治疗效应的一种现代中医外治方法（图15-5）。

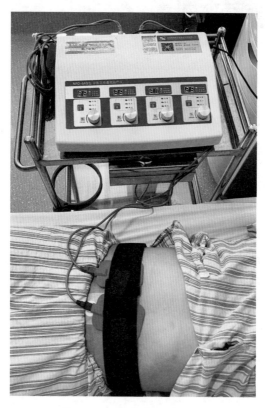

图 15-5　中药离子导入法

（二）中药离子导入法的种类

1. 衬垫法　将药液浸湿的药物衬垫直接置于治疗部位的皮肤上，在药垫上再放置以水浸湿的布衬垫、金属电极板。放置药垫的电极为主电极，另一极为辅电极。主电极经导线与治疗机的一个输出端相连接（其极性必须与拟导入药物离子的极性相同），辅电极与治疗机的另一输出端相接。亦可将与阳极及阴极相连的衬垫都用药液浸湿，同时分别导入不同极性的药物离子。该法适用于颈、肩、腰、腿、腹、背等部位。

2. 水浴法　将药液盛于水槽内，使治疗部位浸入药水中，主电极置于水槽内壁，辅电极置于水槽的另一端或固定于身体的相应部位，将患处浸泡于药液中。该法适用于前臂、小腿、手、足、手指、脚趾。

3. 体腔法　进行体腔治疗时，应选用特制的体腔电极（一般以硬橡皮、有机玻璃等材料制成）。先将电极插入体腔内，然后往电极内灌注一定量的药液，辅电极置于身体的适当部位。该法适用于阴道、直肠、外耳道等体腔。

二、中药离子导入法的适应证与作用

（一）中药离子导入法的适应证

中药离子导入法的适应证包括外伤血肿、软组织损伤、骨质增生、颈肩腰腿痛、腰椎间盘突出、腰椎管狭窄、骶髂关节错缝、坐骨神经痛、急性腰扭伤、腰肌劳损、风湿性关节炎、类风湿关节炎、痛风、强直性脊柱炎、神经（根）炎、植物神经功能紊乱、慢性溃疡、静脉炎、直肠炎、阴道炎等。

（二）中药离子导入法的作用

中药离子导入法除具有药物本身的作用外，还具有直流电的镇静、止痛、消炎，促进神经再生和骨折愈合，调整神经系统和内脏功能，提高肌张力的作用，从而发挥直流电和药物的双重功效。

三、辨证与评估

1. 四诊合参　通过望、闻、问、切，确定证型和导入的药液配方，排除不适宜用中药离子导入法者。

2. 核对信息　核对患者一般信息。

3. 了解病史　了解患者当前的主要症状、发病部位、加重与缓解因素，了解过敏史、既往病史。

4. 个体评估　评估患者体质情况、皮肤情况；评估患者心理状况；评估患者对此项治疗的了解度、信任度和配合程度。

四、物品准备

治疗车、治疗仪、导线、电极片、治疗盘（内放温热药液、衬垫、治疗碗、镊子、沙袋、塑料薄膜、固定带、纱布块或卫生纸、免洗手消毒液），必要时备配电盘。

五、操作流程（衬垫法）

1. 操作前准备　调节室内温度与光线，衣帽整齐，洗手，戴口罩。备齐用物，携至床旁。再次核对相关信息，做好解释，以取得配合。

2. 选取体位　协助患者取合适体位，暴露治疗部位。将药液衬垫放在治疗部位，根据治疗部位选择合适的电极片，放置电极片于药液衬垫上，塑料薄膜覆盖在电极板上，用沙袋或固定带固定妥当。

3. 检查仪器　接通电源，将电极片连接在治疗仪导联线上，检查导连线连接是否完好，输出电位并调节至"0"位。

4. 调节电流量　局部电流量不超过 40mA，全身电流量不超过 60mA，小部位（小衬垫）如指关节电流量不超过 10mA，眼部电流量不超过 5mA。在治疗过程中，应根据患者的反应及时调节电流量，治疗时间一般为 20～30 分钟。

5. 注意事项　治疗结束时，先将输出电位调节至"0"位，然后关电源，撤去衬垫，擦净局部皮肤，清理用物。

6. 用物处理　使用过的物品分类按《医疗机构消毒技术规范》进行消毒和无害化处理。

六、注意事项

1. 操作前准备　嘱患者排空二便，冬天要注意保暖。衬垫上药物的浓度一般为 1%～10%，并注意药物溶液的 pH 值，以减少刺激性。药物的成分要纯，以防止或减少寄生离子的影响，每个衬垫只供一种药物使用。清洁消毒衬垫要按离子分开，清洁时不用任何洗涤剂。

2. 治疗过程中　不能离开患者，随时观察患者的反应，及时调节合适的电流量，注意控制电流量，谨防电灼伤。

3. 治疗后　如患者局部出现瘙痒等过敏情况，可用皮炎平等抗敏、止痒药膏外涂，过敏严重时应停止治疗，停药后局部瘙痒一般可自行消失。

4. 禁忌证　高热、活动性出血、结核、治疗部位局部皮肤有破损、对直流电过敏、体内有金属异物、严重心功能不全和带有心脏起搏器的患者及妊娠妇女禁用此疗法。

第四节　经穴磁疗法

一、经穴磁疗法的概念与种类

（一）经穴磁疗法的概念

经穴磁疗法是利用人造磁场施加于人体经络、穴位或病变部位治疗疾病的现代中医外治方法（图15-6）。

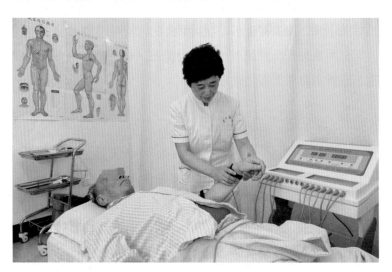

图 15-6　经穴磁疗法

（二）经穴磁疗法的种类

其按产生磁场的器具不同，可分为磁疗机、磁疗制品和磁片三类。

二、经穴磁疗法的适应证与作用

（一）经穴磁疗法的适应证

经穴磁疗法对高血压、关节炎、头痛、失眠、冠心病、胃肠炎、肌肉痉挛，以及扭挫伤、颈椎病等均有良好的疗效。

（二）经穴磁疗法的作用

人造磁场可以调节身体内的生物磁场，产生感应微电流，改变细胞膜的通透性，改变某些酶的活性，扩张血管、加速血流，从而达到镇静、止痛、消炎、降压、消肿等治疗作用。

三、辨证与评估

1. 四诊合参　通过望、闻、问、切，确定证型和穴位处方，排除不适宜用经穴磁疗法的患者。

2. 核对信息　核对患者一般信息。

3. 了解病史　了解患者当前的主要症状、发病部位、加重与缓解因素，了解过敏史、既往病史。

4. 个体评估　评估患者体质情况、皮肤情况；评估患者心理状况；评估患者对此项治疗的了解度、信任度和配合程度。

四、物品准备

治疗车、治疗盘、磁片、胶布、磁疗机、磁疗制品（包括磁帽、磁背心、磁枕垫等，可根据患者疾病部位和辨证分型选用）、免洗手消毒液、75%乙醇纱布、清洁纱布，必要时备配电盘、屏风等。

五、操作流程

1. 操作前准备 操作者衣帽整齐，洗手，戴口罩。备齐用物，携至床旁。

2. 核对信息 住院患者核对患者姓名、床号、住院号、腕带和床头牌等信息，并做好解释。

3. 检查仪器 接通电源，检查指示灯、导连线连接是否完好。

4. 取体位定穴 协助患者取舒适又利于操作的体位，松开衣服，暴露所选穴位。

5. 敷贴方法 ①直接敷贴法：将磁片直接贴在穴位或疼痛部位，用固定带或胶布固定，连接磁疗仪，调节适宜的磁场强度。②间接敷贴法：将磁片固定在衣帽、鞋袜、床垫等物品中，给患者穿戴，或绑扎在身体的一定部位。间接敷贴法适用于慢性病长期磁疗者，以及对磁片或胶布过敏者，或于磁片较大时使用。

6. 操作后处理 操作结束，再次查对，然后关机，摘除磁片。用清洁纱布清洁皮肤，协助患者穿好衣服，取舒适卧位，整理床单位。拔下电源线，整理用物，向患者交代注意事项，洗手，记录并签名。

7. 用物处理 非一次性磁疗用品做好清洁消毒，一次性物品按《医疗机构消毒技术规范》进行消毒和无害化处理，避免交叉感染事件的发生。

六、注意事项

1. 操作前 根据病情选用适宜的磁疗方法、施治穴位及部位，灵活掌握强度、时间、疗程。一般病情较轻、病程短、老幼患者的治疗强度宜小，病程重、病程长的患者治疗强度宜大。磁疗每日 1 次，每次治疗时间 20 ～ 30 分钟，疗程视病情而定。

2. 操作中　磁疗过程中注意观察患者反应。若患者出现严重不适，应立即停止治疗，并给予对症处理。若出现头晕、嗜睡、乏力、恶心、病情加重或局部皮肤反应等情况，一般不需特殊处理，停止磁疗 1 ～ 2 日后，症状可自行消失。在磁疗过程中，应避免在病房内使用各种电子设备，如手机、笔记本电脑等，以免电磁波干扰，影响治疗效果及对仪器造成损害。

3. 磁疗禁忌　磁疗应避开心脏区域，如需治疗胸前区病变时，可遵医嘱选用心经、心包经及背部腧穴。白细胞低于正常值、身体过度虚弱、高热、危重患者及孕妇下腹部应慎用磁疗。

4. 磁品保养　注意保养磁片，防止退磁或破裂，对磁片应定期检测磁强度，以保证其疗效。

第十六章

其他类

第一节 拔罐法

一、拔罐法的概念与种类

（一）拔罐法的概念

拔罐法是用罐状器具，借助热力或抽吸排出罐中空气形成负压，吸附在皮肤表面上，形成局部充血或瘀血现象的一种中医外治疗法。

（二）拔罐法的种类

1. 火罐法 是使用闪火法、投火法或贴棉法将罐体内气体排出，并吸附在选定部位上的拔罐方法（图 16-1）。

2. 煮罐法 是将竹罐倒置在沸水或药液中，煮沸 2～3 分钟，用镊子或卵圆钳夹住罐底，提出后用冷毛巾吸去罐口水分及过剩热量，趁热扣在选定的穴位或皮肤上令其吸牢的拔罐方法（图 16-2）。

3. 抽气罐法 是用抽气罐置于选定的穴位或部位上，抽出空气，使其产生负压而吸于体表皮肤的拔罐方法（图 16-3）。

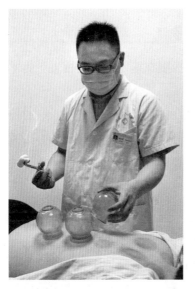

图 16-1　火罐法

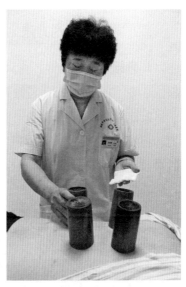

图 16-2　煮罐法

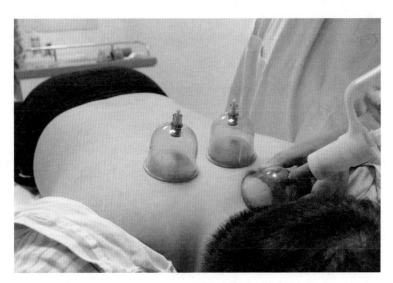

图 16-3　抽气罐法

二、拔罐的应用方法

1. 留罐　又称坐罐。将火罐吸附在选定部位后留置于施术部位 5 ～ 10 分钟，然后将罐起下。

2. 走罐　又称推罐。先在罐口或吸拔部位上涂一层润滑剂，将罐吸拔于皮肤上，再一手握住罐底，稍倾斜罐体，向前后推拉，或做环形旋转运动，如此反复数次，以皮肤潮红、深红或起痧点为止。

3. 闪罐　以闪火法或抽气法使罐吸附于皮肤后，又立即取下，如此反复，以皮肤潮红、充血或瘀血为度。

4. 针罐　是将针刺与拔罐相结合的一种方法。先将毫针刺入患者穴位，待得气后留针，再以毫针为中心点，将火罐口扣于毫针周围的皮肤上，留罐 5 ～ 10 分钟，然后起罐起针（图 16-4）。

5. 刺血拔罐　将选定的穴位及周围皮肤按常规消毒，用三棱针或者 5mL 注射器针头刺破皮肤达深部软组织，出针，立即将罐吸拔于刺破的皮肤上，利用罐的负压吸出局部瘀堵气血（图 16-5）。

三、拔罐法的适应证与作用

（一）拔罐法的适应证

拔罐法的适应证较为广泛，包括风湿病，颈、肩、背、腰、腿痛，肢体麻木，外感风寒之头痛，呕吐，泄泻，寒咳，哮喘，疮疡初期，急性腰扭伤，顽癣，毒蛇咬伤，以及经络不通和气血瘀堵的病证。

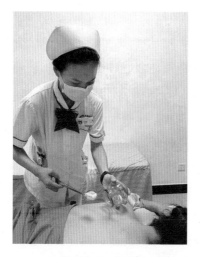

图 16-4 针罐

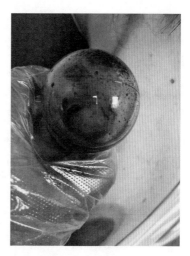

图 16-5 刺血拔罐

（二）拔罐法的作用

拔罐法具有温散寒邪、活血行气、止痛消肿、拔毒去腐、祛湿除瘀、调和肝脾，以及改善机体疲劳、调理亚健康状态等作用。

四、辨证与评估

1. 四诊合参 通过望、闻、问、切，确定证型和拔罐的穴位或部位，以及拔罐的种类和方法，排除不适宜拔罐者。

2. 核对信息 核对患者一般信息。

3. 了解病史 了解患者当前的主要症状、病痛部位、加重与缓解因素等现病史，了解既往病史。

4. 个体评估 评估患者体质情况、皮肤情况；评估患者心理状况；评估患者对此项治疗的了解度、信任度和配合程度。

五、物品准备

治疗车、治疗盘、免洗手消毒液、合适口径的火罐（玻璃罐或陶罐等）、止血钳、95%乙醇、棉球、打火机、小口瓶，必要时备浴巾、屏风。如选用药罐法，需要根据辨证分型准备药物、合适口径的竹罐、煮锅、电磁炉、冰水、毛巾。如选用抽气罐法，需要准备合适口径的负压抽气罐和抽气装置。

六、操作流程

1.操作前准备　根据季节调节室温和光线，操作者衣帽整齐，洗手，戴口罩。备齐用物，携至床旁。

2.核对信息　核对患者姓名、诊断等信息。如为住院患者，核对患者床号、住院号、腕带等信息。做好拔罐前的解释，以取得患者的配合。

3.选择体位　帮助患者取舒适的体位，暴露拔罐的部位，注意保暖和保护患者的隐私。根据病情需要，选择适合的拔罐方法。

4.操作步骤　根据病情需要选择拔罐的种类和方法。操作者注意观察罐体吸附的情况和皮肤颜色，询问有无不适感；起罐时，一手轻扶罐具，使其向一侧倾斜，另一手食指或拇指按住罐口皮肤，使罐口与皮肤之间形成空隙，空气进入罐内，顺势将罐体取下。操作完毕，再次查对。

5.操作后处理　协助患者整理衣着，取舒适体位，整理床单位，告知患者拔罐后的注意事项。整理用物，洗手，详细记录拔罐后的客观情况并签名。

6.用物处理　使用过的物品分类按《中医拔罐类技术相关

性感染预防与控制指南（试行）》进行消毒和无害化处理，避免交叉感染事件的发生。

七、注意事项

1.操作前 检查罐口周围是否光滑，有无裂痕，以防造成皮肤损伤。

2.操作中 拔罐时患者应取舒适的体位，选择肌肉较厚的部位，骨骼凹凸不平和毛发较多处不宜拔罐。拔罐时动作要稳、准、快，棉球蘸取乙醇不可过多，以免乙醇滴落燃烧，造成烧伤、烫伤。起罐时不可强行上提或旋转提拉罐体，以免损伤局部组织。

3.水疱的处理 起罐后如局部出现小水疱，不需要处理，3～5日可自行吸收。如水疱较大，消毒局部皮肤后，用注射器吸出液体，覆盖无菌纱布，每天按外科换药消毒并更换无菌纱布，直至结痂痊愈。

4.拔罐禁忌 孕妇的腹部和腰骶部禁止拔罐。

5.罐具处理 使用过的罐具均应严格消毒，刺血拔罐的罐具清洁后用含氯消毒液浸泡，然后用清水冲洗、高温消毒后备用。

第二节 刮痧法

一、刮痧法的概念与种类

（一）刮痧法的概念

刮痧法是用边缘钝滑的器具，蘸油或温水作润滑剂在体表选定的部位进行由上而下、由内向外反复轻轻单方向刮动，使皮下出现红色或紫色痧斑的一种防治疾病的中医外治方法。

（二）刮痧法的种类

1. 按刮拭方向分类

（1）直线刮法：又称直板刮法，系用刮痧板在人体体表进行一定长度直线的刮拭方法。此法适用于身体较平坦的部位，如背部脊柱两侧、四肢等部位。

（2）弧线刮法：刮痧方向循肌肉走行或根据骨骼结构特点而定，在人体体表进行弧线形刮拭。此法适用于面部、头部、关节周围等部位。

2. 按移动速度分类

（1）快刮法：刮拭频率为30次/分以上。该法适用于背部、四肢等肌肉丰厚、较平坦的部位，主要用于辨证为急症实证、外感病、素来体质强壮者。

（2）慢刮法：刮拭频率为30次/分以内。该法适用于头面部、胸部等部位，主要用于辨证属于气血亏虚，体质虚弱的慢性病患者。

3. 按力量大小分类

（1）轻刮法：刮拭力量小，被刮者无疼痛及其他不适感。轻刮后皮肤仅出现微红，但无瘀斑。此法适用于疼痛敏感部位，主要用于辨证属于虚证的患者及老年体弱者。

（2）重刮法：刮拭力量大，下压刮具刮拭，被刮者有轻微疼痛、灼热感，以患者能承受为度。此法适用于脊柱两侧、下肢等肌肉组织较丰富处，主要用于辨证属于实证、热证的患者及青壮年体质较强壮者。

4. 按补泻手法分类

（1）补法：选取具有补益功能的穴位、区域进行刮拭，以达到扶正祛邪的作用。补法的特点为力度小，速度慢，刺激时间较长，常用于年老、久病、体虚及对疼痛敏感的患者。

（2）泻法：刮痧时运板压力大，速度快，刺激时间短。泻法可舒筋活络，疏泄病邪，使机体趋于平衡状态，常用于年轻体壮及新病、实证、急证患者，如热证、头痛、抽搐等。

（3）平补平泻法：是介于补法、泻法之间的一种通调经络气血的刮拭方法，刮痧时手法柔和，速度不快不慢，轻重适中，是刮痧最常用的手法。

5. 按刮痧板角或边接触体表的角度分类

（1）点按法：刮拭时刮板角与穴位体表成90°垂直，由轻到重逐渐加力，稍停片刻后快速抬起使肌肉复原，多次重复，手法连贯。此法适用于肌肉较丰厚的软组织处及骨骼凹陷部位，如环跳、委中、血海、合谷等穴位处。

（2）按揉法：刮板与穴位体表成20°左右倾斜，按紧刮板角做柔和缓慢的旋转运动，使力渗透至皮下组织。该法多用于有强身健体作用的穴位如足三里、太冲，以及阿是穴。

（3）角刮法：刮板角与皮肤成45°倾斜，在穴位上自上而下刮拭。此法多用于肩贞、中府等穴。

（4）面刮法：刮板的1/3边缘接触皮肤，倾斜30°～60°，以45°最为常用，利用腕力向同一方向按一定长度多次刮拭，动作连贯。此法适用于身体较平坦部位的经络和穴位，如背部膀胱经等。

二、刮痧法的适应证与作用

（一）刮痧法的适应证

刮痧法的临床应用范围较广泛，如头昏、厌食、恶心、呕吐、腹痛、腹泻、胸腹或胀或痛、小儿疳积、中暑、感冒、倦怠、发热、咳嗽、咳痰、咽喉疼痛、肌肉痉挛、风湿痹痛，以及乏力、失眠、亚健康等。

（二）刮痧法的作用

刮痧法具有宣通气血、发汗解表、舒筋活络、调理脾胃、退热镇痛、透邪外出的作用。

三、辨证与评估

1. 四诊合参　通过望、闻、问、切，确定证型和刮痧的经络、穴位、部位、手法等，排除不适宜刮痧法者。

2. 核对信息　核对患者一般信息。

3. 了解病史　了解患者当前的主要症状、发病部位、加重与缓解因素等现病史，了解既往病史。

4. 个体评估　评估患者疾病的缓急、体质情况、皮肤情况；评估患者心理状况；评估患者对此项治疗的了解度、信任度和配合程度。

四、物品准备

治疗车、治疗盘、免洗手消毒液、刮具（刮痧板、瓷汤勺、铜钱、小蚌壳等边缘钝圆之物）、纱布块、治疗碗（盛少量清水或刮痧用油），必时备浴巾、屏风等。

五、操作流程

1.操作前准备 操作者衣帽整齐，洗手、戴口罩，关闭门窗、调节室温和光线。

2.核对信息 核对患者姓名、诊断等信息。如为住院患者，核对患者床号、住院号、腕带等信息。做好刮拭前的解释，以取得患者的配合。

3.检查器具 检查刮具边缘是否光滑、有无缺损，以免破损刮具划破皮肤。

4.操作步骤 注意保护患者隐私，屏风遮挡，帮助选取舒适的体位，暴露刮痧部位。手持刮具，蘸温水或刮痧油，在选定的部位，从上至下刮拭皮肤。如刮背部，应在脊椎两侧沿肋间隙呈弧形由内向外刮拭，刮动数次后，当刮具干涩时，需及时蘸润滑剂再刮，一般每一部位刮 10 次左右（图 16-6）。

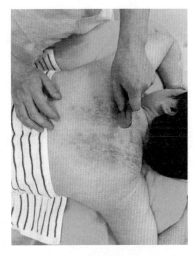

图 16-6 刮痧法

5.手法力度 在刮拭过程中，随时询问患者有无不适，观察病情及局部皮肤颜色变化，及时调整手法力度。

6.操作后 刮拭完毕，用纱布清洁局部皮肤，协助患者穿衣取舒适卧位。整理用物，洗手，记录并签名。

7.用物处理 使用过的物品分类按《中医刮痧类技术相关性感染预防与控制指南（试行）》进行消毒和无害化处理，避

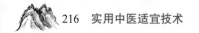

免交叉感染事件的发生。

六、注意事项

1. 操作前　室内忌对流风，以防风寒侵袭加重病情。

2. 操作中　用力要均匀，勿损伤皮肤，向单一方向刮，不要来回刮，禁用暴力；刮拭不出痧，不可强求出痧。刮拭过程中要注意与患者沟通交流，了解患者的感受，随时调整刮拭力度；注意观察患者的病情变化，发现异常，应立即停止操作，给予对症处理。

3. 操作后　告知患者刮拭部位皮肤有疼痛、灼热的感觉，出现红色、紫色瘀点或瘀斑属于正常现象，数日后可自行消失。刮痧后嘱患者保持情绪稳定，清淡饮食，忌生冷油腻之物，当日勿用浴液洗浴。

4. 刮痧禁忌　患者体型过于消瘦者，有出血倾向者，使用抗凝药物者，器官移植者及皮肤病变处，危重病症如急性传染疾病、重症心脏病、高血压、中风急性期，饱食后或饥饿时，以及对刮痧有恐惧者均禁用此法。

5. 用物处理　使用过的刮具按《医疗机构消毒技术规范》进行严格消毒后备用。

第三节　刺络放血法

一、刺络放血法的概念与种类

（一）刺络放血法的概念

刺络放血法是中医外治法中一种独特的针刺治疗方法。它是根据患者不同的病症，经过望、闻、问、切四诊合参，选择三棱针或粗而尖的针具，在患者身体一定经络、穴位或浅表血络施以针刺，放出适量血液，使内蕴热毒随血外泄，以防治疾病的中医外治方法。

（二）刺络放血法的种类

1. 点刺放血法　又称速刺放血法，是最为常用的放血方法。术者先将选定的部位用含碘消毒液常规消毒局部皮肤，戴无菌手套，用左手拇指、中指、食指三指捏紧其部位，右手持三棱针迅速刺入皮下半分深左右，随即退针，然后双手捏挤局部，使之出少量的血，用无菌纱布擦拭干净并按压针孔，待不出血时，针孔处粘贴创可贴。此法多用于穴位的放血。

2. 缓刺放血法　又称泻血放血法。术者先将点刺部位的静脉上下推按并用止血带局部结扎，使局部静脉充盈显露。局部用含碘消毒液常规消毒，术者戴无菌手套，左手持纱布，拇指按压在泻血部位下端，右手将三棱针缓缓刺入静脉中，随后缓缓退出针尖，血液流出，当血色由黑变红时将止血带解开，用无菌纱布擦拭干净血迹，并按压针孔，待不出血时，针孔处粘贴创可贴。缓刺放血法多用于小腿或腘窝部浅静脉的放血。

3. 密刺放血法　术者用含碘消毒液常规消毒局部皮肤，再选用梅花针叩打患处使局部微量出血，或者扣刺至局部皮肤潮红充血为度。

4. 散刺放血法　又称围刺放血法。术者先将选定的部位用含碘消毒液常规消毒局部皮肤，戴无菌手套，以病变部位为中心进行一层或多层包围性针刺，使局部出血即可，也可配合拔罐使毒邪外泄，然后局部覆盖无菌敷贴或无菌纱布。该法多用

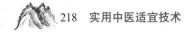

于病灶周围点刺多处的放血。

二、刺络放血法的适应证与作用

（一）刺络放血法的适应证

刺络放血法主要适用于实证和热证。如高热、中暑、中风、急性腰扭伤、急性胃肠炎、急性结膜炎、睑腺炎、小儿疳积，多在相应穴位刺络放血；外伤性瘀血、痈、疖、丹毒，多在病灶周围相应部位散刺放血；下肢静脉曲张，多用缓刺法在迂曲的下肢静脉放血。

（二）刺络放血法的作用

刺络放血法具有开窍泻热、活血消肿、通经活络、祛瘀镇痛、镇吐止泻等作用。

三、辨证与评估

1. 四诊合参 通过望、闻、问、切，确定证型和放血的经络、穴位或浅静脉及放血法的种类，排除不适宜刺络放血者。

2. 核对信息 核对患者一般信息。

3. 了解病史 了解患者当前的主要症状、发病部位、加重与缓解因素等现病史，了解既往病史。

4. 个体评估 评估患者体质情况、皮肤情况；评估患者心理状况；评估患者对此项治疗的了解度、信任度和配合程度。

四、物品准备

治疗车、治疗盘（内放一次性三棱针、采血针或者无菌注射器）、免洗手消毒液、皮肤消毒液、无菌棉签、无菌敷贴或创可贴、无菌手套、无菌纱布、弯盘、垫巾、防渗漏的利器盒。拔罐放血者另外准备合适口径的玻璃罐、95% 乙醇棉球、镊子、打火机、小口瓶。

五、操作流程

1. 操作前准备　操作者衣帽整齐，洗手，戴口罩。备齐用物，携至床旁，根据季节调节室温，必要时用屏风遮挡。

2. 查对解释　做好查对工作，住院患者核对患者姓名、性别、床号、住院号、腕带和床头牌等信息。并进行治疗前的解释沟通，消除患者的疑虑以取得患者配合。

3. 操作步骤　暴露刺络部位，用左手拇指、食指在刺络部位进行推、按、揉使局部充血。常规消毒后，右手拇指、食指持三棱针针柄，中指紧贴于针体下端，裸露针尖，对准选定部位络脉迅速刺入 0.3～0.8cm，或刺破浅表曲张瘀堵的静脉，然后将针尖迅速退出，令其自然出血，或轻轻挤压针孔周围以助瘀血排出。也可用右手持三棱针或 5mL 注射器，对准所选定的穴位或部位迅速刺入 0.3～1.5cm，将针尖迅速退出皮肤，立即用火罐扣在针刺部位，利用罐内负压吸出局部瘀血和积气。达到预计出血量后，用无菌棉签按压针孔，观察局部不再出血后，擦净血迹，用含碘消毒液再次消毒针孔，贴无菌敷贴或创可贴（图 16-7）。

4. 沟通观察　操作过程中注意和患者多沟通交流，观察患者的反应，防止刺激强度过大而出现晕针。

5. 操作后处理　协助患者取舒适体位，整理用物，洗手，记录并签名。嘱患者保持针刺部位干燥 24 小时，防止局部感染。

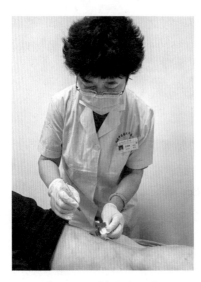

图 16-7　刺络放血法

6. 用物处理　使用过的物品分类按《中医针刺类技术相关性感染预防与控制指南（试行）》进行消毒和无害化处理，避免交叉感染事件的发生。

六、注意事项

1. 防止误伤　熟悉刺络部位的解剖，切勿误伤深部动脉、静脉血管，以及神经、淋巴管和重要脏器。

2. 刺络手法　点刺、散刺时，针刺宜浅，手法轻快，出血量不宜太多，注意控制出血量。

3. 严格无菌　严格执行无菌技术操作，以免局部感染或交叉感染。

4. 刺络禁忌　体弱、孕妇、血小板低、血压低者应当慎用此方法；有出血倾向、凝血功能障碍和癌肿局部禁用此方法。

第四节　蜡疗法

一、蜡疗法的概念与种类

（一）蜡疗法的概念

蜡疗法是将加热熔解的蜡制成蜡块、蜡垫、蜡柱等形状敷贴于患处，或将患部浸入熔解后温热的蜡液中，利用加热熔化的蜡作为热导体，使患处局部组织受热的一种中医外治方法（图16-8）。

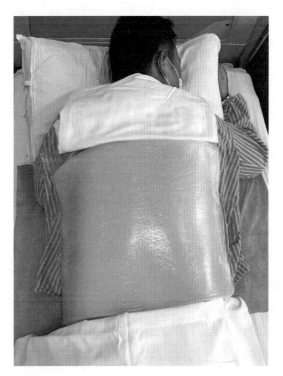

图 16-8　蜡疗法

（二）蜡疗法的种类

蜡疗法的种类按蜡的品种分为蜂蜡蜡疗法和石蜡蜡疗法。

二、蜡疗法的适应证与作用

（一）蜡疗法的适应证

蜡疗法适用于疼痛，肌肉、韧带、肌腱的扭挫伤，软组织损伤范围较大者，骨折复位后，非感染性所致的关节功能障碍、关节强直挛缩，手术后粘连，瘢痕，烧伤，冻伤后遗症，腱鞘炎，滑膜炎，以及长期伏案工作引起的颈、肩、腰、腿劳损，慢性疲劳综合征。另外，蜂蜡还可用于养颜美容等。

（二）蜡疗法的作用

蜡疗法有着悠久的历史。蜡的热容量大，导热率低，散热慢，可塑性强，能密贴于体表，还可加入一些其他药物协同进行治疗。蜡疗的温热作用可使局部毛细血管扩张，新陈代谢加快，局部的充血、水肿获得改善，有利于创面溃疡和骨折的愈合，因而具有活血化瘀、疏通经络、祛湿除寒、消除肿胀、松解粘连、软化瘢痕，解痉止痛等多重作用。

此外，蜂蜡中的有效成分与皮肤结构相似，如小分子磷脂、脂肪酸、固醇类、羊毛脂衍生物、水杨酸甲酯等，能刺激上皮组织生长，有利于皮肤表浅溃疡和创伤的愈合。把中药与蜡疗有机地结合在一起，可加强细胞膜的通透性，减轻组织水肿，产生柔和的机械压迫作用，能改善皮肤营养，加速上皮的生长，使皮肤柔软并富有弹性，起到养颜美容作用。

三、辨证与评估

1.四诊合参　通过望、闻、问、切，确定证型，排除不适宜蜡疗者。

2.核对信息　核对患者一般信息。

3.了解病史　了解患者当前的主要症状、发病部位、加重与缓解因素等现病史，了解过敏史、既往病史。

4.个体评估　评估患者体质情况、皮肤情况；评估患者心理状况；评估患者对此项治疗的了解度、信任度和配合程度。

四、物品准备

治疗车、治疗盘、免洗手消毒液、蜡块、纱布、不锈钢盘、塑料布、保鲜膜、绷带或胶布、测温装置，必要时备屏风、棉垫、毛毯、小铲刀、排笔、毛巾等。

五、操作方法

1.操作前准备　操作者衣帽整齐，洗手，戴口罩。

2.核对信息　核对医嘱，评估患者，做好解释，确定蜡疗的部位，嘱咐或协助患者排空二便，调节室温。

3.物品准备　备齐用物，携至床旁。协助患者取舒适卧位，充分暴露蜡疗部位的皮肤，注意保暖及隐私保护。

4.操作步骤　清洁局部皮肤，若为手足蜡疗，协助患者洗净手足。

（1）蜡块法：将加热后完全熔化的蜡液倒入不锈钢盘中，厚度 2～3cm，冷却至初步凝结成块时，表面温度 45～50℃。用小铲刀将蜡饼取出，覆盖于治疗部位。先让患者感受温度是否适宜，5～10 分钟能耐受后，外面包裹保鲜膜和棉垫保温，用绷带或胶布固定，30～60 分钟后取下蜡块。擦去患者皮肤上的汗液，把蜡放入回收桶内。蜡块法每日治疗一次，7～10 次为一疗程，或根据病症变化情况而增减治疗次数。

（2）刷蜡法：将熔化的蜡液冷却至 50～55℃时，用排笔蘸取蜡液快速均匀地涂于治疗局部，使蜡液在皮肤表面冷却凝成一层蜡膜，如此反复直到体表蜡厚度达 0.5～1cm，再用保鲜膜、棉垫包裹保温，蜡疗时间 30～60 分钟。治疗完毕，将蜡膜层剥下，擦去患者皮肤上的汗液，把蜡放入回收桶内。刷蜡法 1 ～ 2 日治疗一次，15 ～ 20 次为一疗程，或根据病症变化情况而增减治疗次数。

（3）浸蜡法：将加热后完全熔化的蜡液冷却至 55 ～ 60℃，将蜡液倒入治疗盆或桶中。患者取舒适体位，暴露治疗部位。将患者需治疗的手或者足涂上一层凡士林后，浸入蜡液后立即提出，蜡液在手或足浸入部分的表面冷却形成一层蜡膜，反复浸入、提出多次，再次浸蜡时蜡的边缘不可超过第一层蜡膜边缘，直到体表的蜡层厚达 0.5 ～ 1cm，成为手套或袜套样，用保鲜膜和棉垫包裹保温，蜡疗时间为 30 ～ 60 分钟。治疗完毕，将蜡膜层剥下，擦去患者皮肤上的汗液，把蜡放入回收桶内。浸蜡法 1 ～ 2 日治疗一次，10 ～ 14 次为一疗程，或根据病症变化情况而增减治疗次数。

5. 操作后处理　操作完毕，再次查对。清洁皮肤，观察局部皮肤情况，询问患者有无不适。整理用物，洗手，记录蜡疗治疗后的客观情况并签名。

6. 物品消毒　使用过的物品分类按《中医拔罐类技术相关性感染预防与控制指南（试行）》进行消毒和无害化处理，避免交叉感染事件的发生。

六、注意事项

1. 煮蜡清洁　将回收桶中的蜡块取出，加入一定量的清水于煮蜡器中，其目的在于当蜡熔化时，可以把杂质沉淀于水中。

2. 加热分离　将煮蜡器中的蜡加热至蜡液全部熔化后停止加热，待蜡液稍凝固，用小铲取出表层纯净的蜡，放入蜡疗机的熔蜡槽内，将底层带杂质的水丢掉。

3. 加药备蜡　将洗净的蜡放入蜡疗机熔蜡槽中，打开蜡疗机，将放置温度调至 80℃。蜡疗机开始工作，待熔蜡槽中的蜡全部熔化，根据病情加入适量的中药细粉，搅拌均匀备用。

4. 严控温度　蜡疗时，要严格掌控温度，以免发生烫伤。

5. 用物消毒　盛蜡容器、刷子可以直接放入水中煮沸消毒。其他使用过的物品分类按《医疗机构消毒技术规范》进行消毒和无害化处理。

第五节　温砭法

一、温砭法的概念与种类

（一）温砭法的概念

温砭法是以脏腑经络学说为理论依据，采用温热的砭石为器材，在经穴或病患处进行刮拭的中医外治技术。

（二）温砭法的种类

温砭法按加热的方式分为传统砭石加热法和电热砭石温熨法两种。

二、温砭法的适应证与作用

（一）温砭法的适应证

温砭法适用于风湿寒痹，颈、肩、背、腰、腿痛，肢体麻木，失眠，头痛，以及外感风寒、经络不通、气血瘀堵导致的各种病症。

温砭法还适用于防病、健身、养生、美容，改善亚健康状态。

（二）温砭法的作用

温热的砭具与人体表面摩擦时，温热刺激通过皮肤向经络、血脉及相关脏腑渗透，使原病理状态下的瘀血或气滞在温砭法的刮拭中逐渐化散，发挥活血祛瘀、通络止痛、扶正固本、引邪外出、调和脏腑的功效，从而达到防病治病、恢复身体健康的作用。

三、辨证与评估

1. 四诊合参　通过望、闻、问、切，确定证型，排除不适宜温砭法者。

2. 核对信息　核对患者一般信息。

3. 了解病史　了解患者当前的主要症状、发病部位、加重与缓解因素等现病史，了解既往病史。

4. 个体评估　评估患者体质情况、皮肤情况；评估患者心理状况；评估患者对此项治疗的了解度、信任度和配合程度。

四、物品准备

治疗车、治疗盘、免洗手消毒液、电热砭石治疗仪或砭石、纱布、水桶（内盛45℃温水）、弯盘、屏风，必要时备浴巾等。

五、操作流程

1. 操作前准备　操作者衣帽整齐，洗手，戴口罩。备齐用物，携至床旁。做好解释。调节室内温度与光线。

2. 核对信息　核对患者床号、姓名、住院号、腕带、门诊编号、诊断等信息。

3. 操作步骤　协助患者取舒适卧位，注意保暖和保护患者隐私。根据病证选定穴位，将砭石放入 45℃ 的温水中，加热 10 ～ 15 分钟后取出，将温砭石置于所取之穴位，点按穴位或循经单方向刮摩，每日 1 次，每次温砭 30 分钟（图 16-9）。

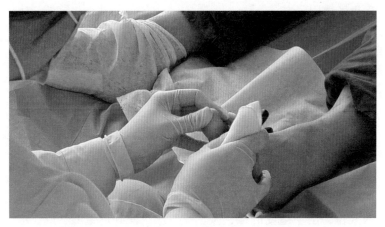

图 16-9　温砭法

4. 操作后处理　结束治疗后，将砭石放入弯盘中，用纱布清洁局部皮肤。再次核对。协助患者穿衣，整理床单位，取舒适卧位。酌情开窗通风。整理用物，洗手，详细记录治疗后的客观情况并签名。

5. 用物处理　使用过的物品分类按《中医刮痧类技术相关性感染预防与控制指南（试行）》进行消毒和无害化处理，避免交叉感染事件的发生。

六、注意事项

1. 保暖遮蔽　注意保暖防止着凉，保护患者隐私，必要时用屏风遮蔽。

2. 力度水温　温热砭石的水温不宜过高，防止烫伤。点按刮摩时的力度不可过大，多询问患者感觉，以患者能够忍受为度。

3. 温砭禁忌　妊娠期妇女、皮肤溃疡或有疖肿者、有精神疾患者慎用。

第六节　耳穴贴压法

一、耳穴贴压法的概念与种类

（一）耳穴贴压法的概念

耳穴贴压法是用代替针的药丸、药籽、谷类等先粘附在约5mm×5mm大小的胶布上，然后将其准确地粘贴于耳部选定的穴位，给予适度的揉、按、捏、压，使其产生酸、麻、胀、痛得气感，以达到预防和治疗疾病的一种中医外治方法（图16-10）。

（二）耳穴贴压法的种类

耳穴贴压法按贴压物的不同分为磁珠贴压法、药丸贴压法和植物籽贴压法，其中王不留行籽是最常用的贴压植物籽。

二、耳穴贴压法的适应证与作用

（一）耳穴贴压法的适应证

耳穴贴压法的适应证较为广泛，包括各种炎症性疾病如牙周炎、咽喉炎、扁桃体炎，功能紊乱性疾病如心律不齐、高血压、失眠，过敏与变态反应性疾病如荨麻疹、哮喘、过敏性鼻炎，内分泌代谢性疾病如糖尿病、甲状腺功能亢进、围绝经期

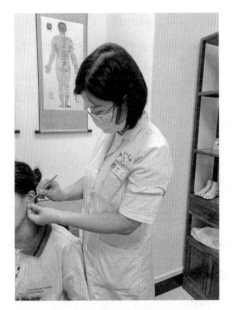

图 16-10 耳穴贴压法

综合征，消化系统疾病如恶心、呕吐、便秘、腹泻，以及其他疾病如肥胖症、青少年近视、晕车、晕船、焦虑等。

（二）耳穴贴压法的作用

耳为宗脉之所聚，人体主要的和大的经脉均聚会于耳。耳郭像一个倒置的胎儿，耳与五脏六腑、全身组织器官的生理功能和病理变化有直接或间接的联系，因此用手指按压刺激耳穴，通过经络传导，可以达到行气止痛、宁心安神、调和脏腑、补益气血、平阴阳衡、防治疾病的作用。

三、辨证与评估

1. 四诊合参 通过望、闻、问、切，确定证型，排除不适宜耳穴贴压者。

2. 核对信息　核对患者一般信息。

3. 了解病史　了解患者当前的主要症状、发病部位、加重与缓解因素等现病史，了解过敏史、既往病史。

4. 个体评估　评估患者体质情况、皮肤情况；评估患者心理状况；评估患者对此项治疗的了解度、信任度和配合程度。

四、物品准备

治疗盘、免洗手消毒液、粘有贴压物的胶布、皮肤消毒液、棉签、75%乙醇棉球或纱布、镊子、探棒、弯盘。

五、操作流程

1. 操作前准备　操作者衣帽整齐，洗手，戴口罩。备齐用物，携至床旁。

2. 核对信息　住院患者核对患者床号、姓名、住院号、腕带、床头牌等信息。做好解释，取得患者的配合。协助患者取舒适体位。

3. 探查耳穴敏感点

（1）观察法：按疾病的部位，在耳郭上的相应部位寻找充血、变色、丘疹、脱屑、凹陷处，其即为耳穴贴压点。

（2）按压法：一手捏持患者耳轮后上方，暴露疾病在耳郭的相应器官的部位，另一手用探棒轻巧缓慢、用力均匀地按压，寻找耳穴压痛点，压痛最明显处即为耳穴贴压点。

（3）点测法：应用耳穴探测仪测定到的反应点，即为耳穴贴压点。

4. 操作步骤　用75%乙醇棉球或纱布自上而下清洁消毒

耳部皮肤，用镊子夹住粘有王不留行的胶布并贴于所取耳部的穴位上，给予按压，使患者有热、麻、胀、痛的感觉，即为"得气"，每日按压5～6次，每次每个穴位按压120～150下。

（1）对压法：用食指和拇指的指腹置于患者耳郭的正面和背面，相对按压，压至出现热、麻、胀、痛等感觉，再持续对压2～3分钟。本法属于泻法，适用于实证、热证及年轻体壮者。对压法对内脏痉挛性疼痛、躯体性疼痛有较好的镇痛作用。

（2）直压法：用指尖垂直按压耳穴，压至患者产生热、麻、胀、痛感，再持续按压2～3分钟。本法仍属于泻法，适应证与对压法相同。

（3）点压法：用指尖一压一松地按压耳穴压贴物，每次间隔约0.5秒。本法以患者感到胀而略沉重刺痛为宜，用力不宜过重，具体可视患者的耐受程度而定。本法属补法，适用于各种虚证、久病体弱、年老体衰及耳穴敏感者。

（4）轻柔按法：用指腹将压贴物压实贴紧，然后按顺时针方向轻轻按压并旋转，以患者出现酸、麻、胀、痛或轻微刺痛为度。此法若用力轻微则属于补法，有补虚的作用，适用于久病体衰、年老体弱及疼痛敏感者；若用力适中，则属于平补平泻法，是最常用的一种手法。

5. 操作后处理 操作完毕，再次查对。协助患者取舒适体位，整理床单位，告知患者注意事项。整理用物，洗手，记录耳穴贴压治疗后的客观情况并签名。

6. 用物处理 使用过的物品分类按《中医灸类技术和推拿类技术相关性感染预防与控制指南（试行）》进行消毒和无害化处理。

六、注意事项

1. 患者宣教　先按压示范，教会患者或家属按压，刺激强度以感觉轻度疼痛但能够忍受为度，告知患者感到局部热、麻、胀、痛或感觉循经络放射传导为"得气"，属于正常情况。嘱咐患者每日按压 5～6 次。

2. 按压力度　对于过度饥饿、疲劳、精神高度紧张、年老体弱、小儿，按压强度宜弱，急性疼痛性疾病可适当增加按压的刺激强度。

3. 补换贴物　耳穴贴压期间耳部应注意防水，以免贴压物和胶布脱落，发现脱落者应及时补贴。一般 2～3 日更换贴压物一次。

4. 过敏反应　如局部出现红肿、发痒等过敏反应，应及时将其取下，对症处理。

5. 贴压禁忌　对于严重的心脏病、高血压患者不宜进行强刺激按压法。有习惯性流产的孕妇禁止使用耳穴贴压法。

第十七章

临床常用推拿手法

本章按力的方向将临床常用推拿手法分为推揉类、按拍类、拿搓类、牵抖类、运动类五类，所有手法均需要严格执行《中医灸类技术和推拿类技术相关性感染预防与控制指南（试行）》。

第一节　推揉类手法

推揉类手法是指平面用力的手法，包括推法、揉法、摩法、抹法、擦法、扫散法、㨰法。

一、推法

（一）概念

推法是指用指、掌或肘部着力于身体一定部位的穴位，或按经络的循行方向进行单方向的直线或弧线移动的手法。

（二）种类

由于历史的原因，不同的学术流派已将推法演化出许多不同的动作和名称，常用的有指推法、掌推法、拳推法和肘推法四种。指推法又分为单指推法、双指推法和三指推法；掌推法又分为全掌推法和掌根推法。在小儿推拿里有直推、分推、旋推等多种推法。

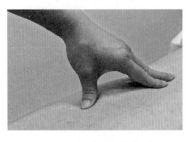

图 17-1　拇指平推法

1. 拇指平推法

（1）概念：用拇指指腹为着力点作用于治疗部位，沿经络循行路线或肌纤维平行方向，由甲点推向乙点，其余四指并拢作为支点以助拇指用力（图 17-1）。

（2）手法要领：①根据病情在治疗部位先涂抹少量红花油、追风油等油类介质，使皮肤有一定的润滑度，以利于操作，并防止推破皮肤。②施术者拇指紧贴体表，用力要稳，从甲点推向乙点时速度要缓慢而均匀。③不断地与被推拿对象沟通，并根据体质、性别因人而异，及时调整力度。④对从甲点推向乙点途中所需加重手法刺激的某穴可配合按揉或按压等手法。⑤一个部位一般可连续推 5 ～ 10 遍或更多。

（3）适用部位：人体各部位。

（4）功效：疏经通络，理筋散结，活血祛瘀，疏泄积滞，宣化壅塞，提高肌肉兴奋性，促进血液循环。

（5）主治：颈、肩、腰、腿痛，脘腹胀满等。

（6）治法举例：①落枕：拇指平推痉挛的斜方肌。②脘腹胀满：拇指平推中脘、大横、关元、气海（小儿推拿中常用）。

2. 掌平推法

（1）概念：是以掌根为着力点作用于治疗部位，由甲点推向乙点的手法。若需要增大压力时，可用另一手重叠缓慢推进。

（2）种类：掌平推法分为单掌平推法和双掌平推法两种（图17-2、图17-3）。

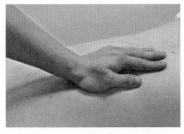
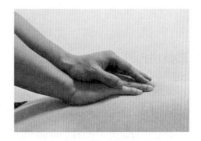

图 17-2　单掌平推法　　　　　　图 17-3　双掌平推法

（3）手法要领：①施术者掌紧贴体表，用力要稳，从单甲点推向乙点时速度要缓慢而均匀。②③④⑤同拇指平推法。

（4）适用部位：腰背、胸腹及下肢等部位。

（5）功效：舒筋通络，消积和中，理气通便等。

（6）主治：腰背酸痛、食积、便秘等。

（7）治法举例：①腰背酸痛：掌平推腰背筋膜。②食积：掌平推上腹部。

3. 拳平推法

（1）概念：施术者握拳，以食指、中指、无名指、小指四指的近节指间关节为着力点作用于治疗部位，由甲点推向乙点（图17-4）。

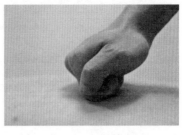

图 17-4　拳平推法

（2）手法要领：①施术者握拳，拳四指的近节指间关节紧贴体表，平稳用力，从甲点推向乙点时速度缓慢而均匀。②③④同拇指平推法。⑤由于本法刺激力度较强劲，一个部位一般可连续推 3～5 遍或更少。

（3）适用部位：腰背部、臀部、四肢部。

（4）功效：理筋解痉，活血止痛。

（5）主治：风湿痹痛、肌肉劳损。

（6）治法举例：①风湿痹痛：拳平推大关节疼痛处。②腰部扭伤：拳平推腰部筋膜。

4. 肘平推法

（1）概念：以肘部尺骨鹰嘴为着力点作用于治疗部位，由甲点推向乙点（图17-5）。

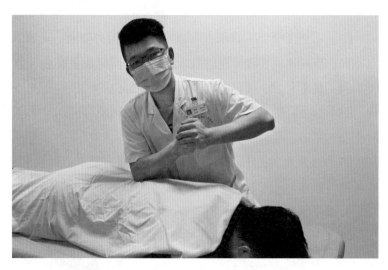

图17-5　肘平推法

（2）手法要领：①施术者肘部尺骨鹰嘴紧贴体表，用力要稳，从甲点推向乙点时速度要缓慢而均匀。②③④同拇指平推法。⑤由于本法刺激力度强劲，一般连续平推1～2遍即可。

（3）适用部位：背部脊柱两侧膀胱经、腰臀、肩腿部等肌肉丰厚的部位。

（4）功效：理筋活血，祛风散寒，疏通经络。

（5）主治：腰背风湿伴感觉迟钝者、强直性脊柱炎等。

（6）治法举例：强直性脊柱炎、风湿性腰肌病等病症，在腰背部两侧膀胱经和华佗夹脊穴用肘推法。

二、揉法

（一）概念

用大鱼际或小鱼际、掌根、手指螺纹面紧贴于治疗部位，做轻柔缓和的环旋揉动，并带动该部位的皮下组织。

（二）种类

揉法包括鱼际揉法、掌根揉法和指揉法三种。

1. 鱼际揉法

（1）概念：以大、小鱼际为着力点，紧贴于治疗部位做环旋揉动，并带动该部位的皮下组织（图 17-6）。

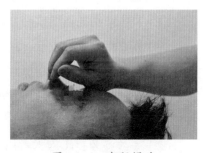

图 17-6　鱼际揉法

（2）种类：鱼际揉法分为大鱼际揉法和小鱼际揉法两种。

（3）手法要领：①施术者用大鱼际着力，稍用力下压；拇指略内收，指间关节微屈，手腕放松，以腕关节和前臂协调的摆动运动来带动大鱼际在治疗部位上做环旋状揉动。②动作要灵活，力量要轻柔。鱼际揉时既不可在体表造成摩擦，也不需要刻意在体表用力按压。③揉法的作用力一般不大，达到皮下组织即可。动作要有节律性，其频率以 60 ～ 120 次/分为宜。④鱼际紧贴皮肤，与皮肤之间不能移动，而皮下的组织被揉动。用力一般由轻到重，再由重至轻，幅度可逐渐扩大。

（4）适用部位：全身各部位，以头面、胸腹和四肢诸关节最为常用。此种手法较温和，多在疼痛部位或强手法刺激后使用，也可在放松肌肉、解除局部痉挛时使用。

（5）功效：舒筋通络，消肿止痛，活血化瘀，健脾和胃，消积理气等。

（6）主治：头痛、面瘫、胸胁痛、脘腹胀痛、四肢软组织损伤等。

（7）治法举例：①头痛、面瘫：在前额及面部用鱼际揉法。②胸胁痛：掌揉章门、期门穴及患处。③四肢软组织损伤：可在患处周围用鱼际揉法。

2. 指揉法

（1）概念：用拇指螺纹面，或以食指、中指螺纹面，或以食指、中指、无名指螺纹面，在某一穴或几个穴或某部位上做小幅度的环旋揉动，称为指揉法。指揉法有单指揉法、双指揉法、三指揉法之分（图17-7至图17-10）。临床上指揉法常与按法结合，组成按揉复合手法。

（2）手法要领：①施术者用手指螺纹面着力，沉肩垂肘，手腕放松，以腕关节和前臂协调的摆动运动来带动手指在治疗

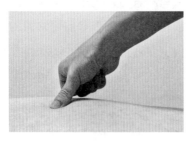

图17-7 拇指揉法

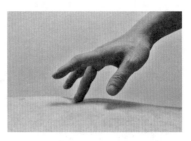

图17-8 中指揉法

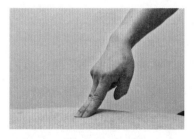

图 17-9　二指揉法

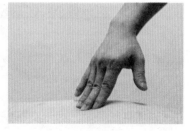

图 17-10　三指揉法

部位上做环旋状揉动。②动作要灵活，力量要轻柔。施术时不可在体表造成摩擦，也不要刻意在体表按压。

（3）适用部位：单指揉法可用于全身各部位；双指揉法可用于背俞穴，亦可用于小儿推拿乳旁、乳根穴或双侧天枢穴；三指揉法可用于背俞穴，亦可用于小儿肌性斜颈的治疗等。

（4）功效：解痉止痛，活血通络。

（5）主治：疼痛、癃闭、腑气不通等。

（6）治法举例：①胃脘痛：揉按足三里、中脘、梁门、脾俞、胃俞或脊旁敏感点穴。②癃闭：揉按八髎、膀胱俞、中极。③颈项强痛：揉阿是穴、列缺、后溪。④牙痛：揉合谷、颊车。

三、摩法

（一）概念

摩法是用食指、中指、无名指末节螺纹面或以手掌面附着在体表的一定部位上，做环形而有节律抚摩的手法。

（二）种类

摩法分为掌摩法、指摩法和辅以药膏以加强手法治疗效果的膏摩法三种。

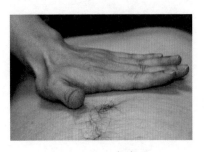

图 17-11　掌摩法

1. 掌摩法

（1）概念：用掌面附着于一定部位上，以腕关节为中心，连同前臂做节律性的环旋运动（图 17-11）。

（2）手法要领：①施术者腕关节微背伸，诸手指自然伸直，将全手掌平放于体表治疗部位上，以前臂和腕的协调运动带动手掌在所需治疗部位做顺时针方向或逆时针方向的环旋摩动。②手法轻柔，压力均匀。③掌摩法力度宜轻，速度宜缓，摩动以 60 ～ 80 次 / 分左右为宜。④摩法的动作与揉法有相似之处，但摩法用力更轻，仅在体表抚摩；而揉法用力略沉，施治时要带动皮下组织。

（3）适用部位：全身各部位，以胸腹、头部和胁肋部最为常用。

（4）功效：宽胸理气，健脾和胃，活血散瘀。

（5）主治：咳嗽、胸闷、脘腹疼痛、食积胀满、外伤肿痛等。

（6）治法举例：①消化不良：掌摩上脘、中脘、梁门。②月经不调、痛经：掌摩少腹。

2. 指摩法

（1）概念：用食指、中指、无名指螺纹面附着于一定的部位上，以腕关节为中心，连同掌、指做节律性的环旋运动（图 17-12）。

（2）手法要领：①施术者腕微屈，掌指及诸指间关节自然伸直，以食指、中指、无名指螺纹面附着于治疗部位，用腕和

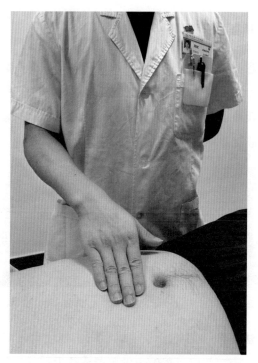

图 17-12　指摩法

前臂的协调运动带动手指螺纹面，在所需治疗部位做顺时针或逆时针方向的环旋摩动。②手法轻柔，压力均匀。③指摩法宜稍轻快，摩动约 120 次/分。

（3）适用部位：同掌摩法。

（4）功效：同掌摩法。

（5）主治：同掌摩法。

（6）治法举例：①胸胁痛：指摩膻中、期门、章门、阿是穴。②月经不调、痛经：指摩三阴交、血海、关元、气海。

3. 膏摩法　在实施掌摩法和指摩法时辅以药膏以加强手法治疗效果的方法称为膏摩法。

四、抹法

1. 概念　抹法是指用拇指螺纹面或手掌以均衡的压力在体表做上下、左右或弧线呈单向或任意往返移动的一种手法。

2. 种类　抹法分为指抹法（图17-13）、掌抹法（图17-14）和理筋抹法三种，常用的是指抹法。

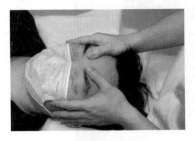
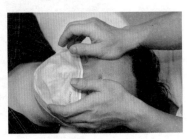

图 17-13　指抹法　　　　　　图 17-14　掌抹法

3. 手法要领　①施术者用单手拇指螺纹面或双手拇指螺纹面紧贴于治疗部位，稍施力做单向或往返移动；其余四指轻轻扶住助力，使拇指能稳沉地完成手法操作。②双手动作要协调、灵活、力量均匀。其作用力可浅在皮肤，深在肌肉。其强度不大，作用柔和。③抹法不同于推法，它的着力一般较推法为重，推法是单方向的移动，抹法则可根据不同的治疗部位任意往返移动，抹法的频率也较推法慢。④常用双手同时操作。

4. 适用部位　头面部、胸腹部、手背、足背部等。

5. 功效　开窍镇静，安神明目，疏经通络，扩张血管，增加皮肤弹性。

6. 主治　头痛、失眠、近视、感冒、胸闷痞满、指掌麻木等。

7. 治法举例　①头痛：抹前额、头顶，按列缺、揉百会。②指掌麻木：抹手背，捻指间诸关节。

五、擦法

1. 概念　擦法是指用手掌或者手指紧贴皮肤，稍用力下压并做上下方向或左右方向直线往返摩擦的手法。

2. 种类　擦法分为指擦法、掌擦法、大鱼际擦法和小鱼际侧擦法四种（图 17-15 至图 17-18）。

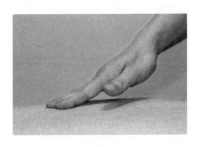

图 17-15　指擦法

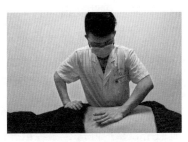

图 17-16　掌擦法

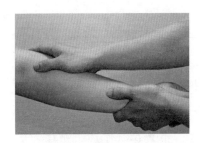

图 17-17　大鱼际擦法

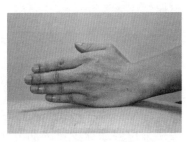

图 17-18　小鱼际擦法

3. 手法要领　①施术者上肢放松，腕关节自然伸直，用四指螺纹面、全掌、大鱼际或小鱼际为着力点，作用于治疗部位，以上臂的主动运动带动手做上下方向或左右方向的直线往返摩擦移动，不得歪斜。不可用身体的起伏摆动去带动手的运动。②摩擦时往返距离要拉长，动作要连续不断，如拉锯样，不能有间歇停顿。如果往返距离太短，容易擦破皮肤；如果动作有间歇停顿，就会影响热能的产生和渗透，从而影响治疗效果。③擦法的作用力浅，仅作用于皮肤及皮下，因此压力要均匀而适中，摩擦时以不使皮肤起皱褶为宜。④施治时不能操之过急，呼吸要调匀，不可屏气，以防损伤气机。⑤摩擦频率一般较高，以 100～200 次 / 分为宜，擦到皮肤发红，皮肤有温热感即止，不要擦破皮肤。⑥操作时多用滑石粉、油类介质润滑，以防止皮肤受损。

4. 适用部位　全身各部。掌擦法以胸腹、胁肋部为主。鱼际擦法以四肢部为主，尤以上肢为多用。侧擦法以背部、腰骶部为主。

5. 功效　健脾和胃，温阳益气，祛风活血，消瘀止痛，活血通络，祛风除湿，温经散寒。

6. 主治　体虚乏力、脘腹胀痛、月经不调、腰背痛、风湿痹痛等。

7. 治法举例　①体虚乏力：擦督脉、肾俞、涌泉。②月经不调：擦八髎、少腹。

8. 注意事项　①室内要保持温暖，以免患者着凉。②擦法是在体表直接摩擦，为保护皮肤，防止擦破，所以在施术前治疗部位要涂抹少量的润滑介质。③擦法在临床上常作为最后使用之手法，一般在擦法之后，就不再在该部位使用其他手法，以免皮肤破损。④擦法治疗之后可辅以湿热敷，可加强疗效。

六、扫散法

1. 概念　扫散法是用手指在颞部做往返的摩擦运动的手法（图 17-19）。

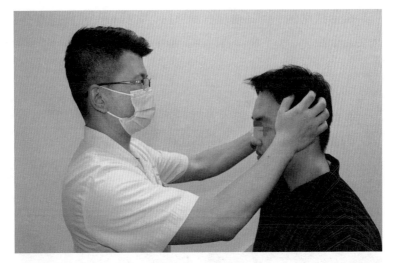

图 17-19　扫散法

2. 手法要领　①患者取坐位，施术者面对患者站立，其中一手扶住患者一侧的头部起稳固作用，另一手在患侧颞部做扫散手法。②手势：拇指伸直呈外展位，四指并拢微屈曲。③分解动作：拇指以桡侧面少商部为着力点，自前额发际至太阳做直线的往返摩擦移动，并可做少量的上下的位移。另四指以指端为着力点，在颞部依胆经循行路线做弧线（即耳郭上缘、耳后至乳突这一范围内）的往返摩擦移动。④操作时，腕关节略背伸，以腕关节小幅度的左右摆动和肘关节少量的屈伸运动来带动手部的扫散动作。⑤可左右侧交替进行，每侧 30 ～ 50 次往返摩擦移动。动作要平稳，避免患者头部随手法操作而造成晃动。⑥手法要贴于头皮操作，以免牵拉头发根而疼痛。

3. 适用部位　头双侧颞部。

4. 功效　平肝潜阳，醒脑安神，祛风散寒。

5. 主治　头痛、头晕、高血压、失眠等。

6. 治法举例　①高血压：扫散法，加推桥弓，按揉百会、内关、太冲。②偏头痛：扫散法，加按揉太阳和印堂。

七、㨰法

1. 概念　㨰法是指施术者用手背近小指侧部分，用一定的压力附着于患处，利用腕关节的屈伸、内外旋转的连续复合动作，带动手背做往返滚动的手法。

2. 种类　㨰法分为小鱼际㨰、指关节㨰、前臂㨰（图17-20至图17-22）。

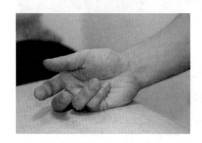
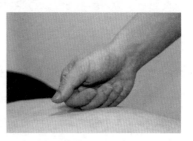

图17-20　小鱼际㨰　　　　图17-21　指关节㨰

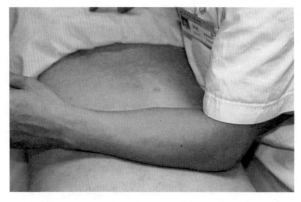

图17-22　前臂㨰

3. 手法要领　①施术者前臂旋转与腕关节屈伸这两个动作要协调，即前臂旋前时，腕关节一定要伸展，以小鱼际肌为着力部位；反之，在前臂旋后时，腕关节要屈曲，以第五、第四掌骨的背侧为着力部位。如此在体表部位上持续不断地来回滚动。其滚动频率为 120 ～ 160 次/分。②按压时躯体要立直，不要弯腰屈背，不得晃动身体。③肩关节自然下垂，上臂与胸壁距离保持 5 ～ 10cm，上臂不可来回摆动。④腕关节要放松，屈伸幅度要大，约 120°（屈腕约 80°，伸腕约 40°）。⑤滚法突出一个"滚"字，忌手背拖来拖去摩擦移动、跳动、顶压及用手背撞击体表治疗部位。⑥手指放自然松，不要有意分开和握紧。

4. 适用部位　滚法具有体表接触面积大、刺激力量强而且又十分柔和的特征，多用于颈项、肩背、腰臀及四肢等肌肉较丰厚的部位。

5. 功效　活血止痛，解除痉挛，舒筋通络，松解粘连，滑利关节。

6. 主治　运动系统和周围神经系统疾病，如风湿酸痛、肌肤麻木、肢体瘫痪、运动功能障碍等。

7. 治法举例　①腰痛：以骶棘肌和腘窝部位为主施用滚法。②肩周炎：以三角肌、菱形肌、斜方肌为重点部位施用滚法，并辅以各个关节的被动运动。③坐骨神经痛：沿膀胱经，自骶尾部、臀部、股后面、腘窝、小腿后面用滚法而下至足跟、足外侧，并辅以经穴的按压和被动运动。

第二节　按拍类手法

按拍类手法是指垂直用力的手法，常用的有按法、啄法、弹拨法、点法、拍法、捶法、踩跷法、掐法、击法。

一、按法

（一）概念

按法是指医者用指腹、手掌或肘部鹰嘴按压体表腧穴的方法。

（二）种类

按法分为指按法、掌按法和肘按法三种。在临床上按法常与揉法结合应用，组成"按揉"复合手法。

1. 指按法

（1）概念：是指用指端或指腹按压体表的方法。

（2）种类：分为拇指按法和叠指按法两种（图17-23、图17-24）。

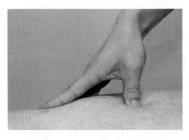
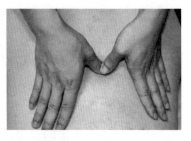

图17-23　拇指按法　　　　　图17-24　叠指按法

（3）手法要领：①施术者指腹要紧贴体表，着力于一定的部位或穴位，按压力的方向要垂直向下，做一起一按的按压动作，不可移位。②用力要由轻到重，稳而持续，使刺激感觉充分达到机体深部组织。③切忌用迅猛的暴力。④按法结束时，不宜突然放松，应逐渐递减按压的力量。

（4）适用部位：全身各部位的经穴和阿是穴。

（5）功效：解痉止痛，通经活络。

（6）主治：指按法可用于全身各部位穴位，治疗多种病症如胃脘痛、头痛、肢体酸痛、麻木、癃闭等。

（7）治法举例：①胃脘痛：按压足三里、脾俞、胃俞或脊旁敏感点，每穴按压 3 分钟左右。②腹痛：按揉足三里、内关。③颈项疼痛：按揉列缺、后溪。④牙痛：按揉合谷、颊车。⑤痛经：按揉三阴交、梁丘。⑥尿潴留：指按中极、八髎。⑦头痛：按压太阳、印堂。

2. 掌按法

（1）概念：掌按法是指用掌根或全掌着力而按压体表的一种手法。

（2）种类：掌按法分为单掌按法和叠掌按法两种（图 17-25、图 17-26）。

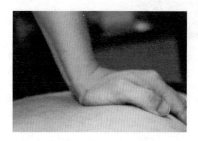
图 17-25　单掌按法

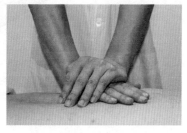
图 17-26　叠掌按法

（3）手法要领：①施术者可单掌亦可双掌交叉重叠按压。②按压后要稍做片刻停留，然后再做第二次重复按压。③为增加按压力量，在施术时可将双肘关节伸直，身体略前倾，借助部分体重向下按压。

（4）适用部位：腰臀部、腹部、四肢、肩背等体表面积大而又肌肉丰厚，较为平坦的部位。

（5）功效：通经活络，活血祛瘀，放松肌肉，解痉止痛等。

（6）主治：肩、腰、背、四肢疼痛，脊柱侧凸，脘腹疼痛等。

（7）治法举例：①腰痛：掌按骶棘肌、腘窝部。②胃脘痛：掌按上腹部，用力不可太大，手掌随患者呼吸而起伏。

3. 肘按法

（1）概念：肘按法是指用肘之尺骨鹰嘴部按压体表的方法（图 17-27）。

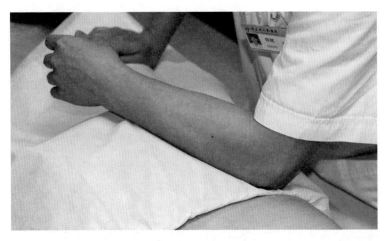

图 17-27　肘按法

（2）手法要领：①施术者肘关节屈曲，以尺骨鹰嘴部（即肘尖部）为着力点，压在患者体表治疗部位。②压力要平稳缓和，不可突发暴力。③肘按法具有压力大、刺激强的特点，因此按压时应以患者能忍受为原则。

（3）适用部位：仅适用于腰臀肌肉发达的部位。

（4）功效：舒筋通络，解痉止痛，放松肌肉。

（5）主治：腰背部顽固性痹痛、腰肌强痛。

（6）治法举例：腰肌强痛：肘按法施于两侧腰肌和华佗夹脊穴、委中穴，后二者用力要轻。

二、啄法

1. 概念　啄法是指五指指端聚拢成梅花状，以腕关节的屈伸为动力，以诸指指端为着力点，做轻快而有节律地击打治疗部位，如鸡啄米状的手法（图 17–28 ）。

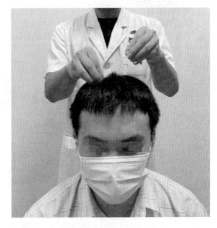

图 17–28　啄法

2. 手法要领　①施术者腕、指均放松，以腕部力量带动手指用力为主。②手法要轻快灵活，有节律性，双手配合自如。

3. 适用部位　头部。

4. 功效　安神醒脑，疏通经络，调和气血。

5. 主治　头痛、失眠、神经衰弱等。

6. 治法举例　头痛、失眠：施以拿五经、扫散法及按揉列缺、神门诸穴后，常辅以头部啄法，顺序是由前向后、由头顶部向两侧，全方位地轻啄。

三、弹拨法

1. 概念　弹拨法是指用拇指深按于治疗部位，做如弹拨琴弦样的往返拨动的手法。

2. 种类　弹拨法分为单手拇指弹拨法（图 17–29）、双手拇指重叠弹拨法和三指弹拨法（图 17–30）三种。

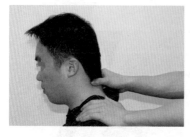 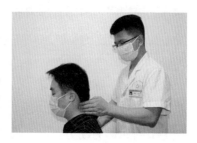

图 17–29　单手拇指弹拨法　　　　图 17–30　三指弹拨法

3. 手法要领　①施术者用拇指按压治疗部位，力度依病变组织深浅而定，一般按压至所需治疗的肌肉、肌腱或韧带组织出现酸胀、疼痛、舒适的指感后，按与需要治疗组织皮肤约成45°方向用力并做往返拨动。②若单手拇指指力不足时，可以用双手拇指重叠进行弹拨。具体手法：右手拇指叠压于左手拇指桡侧面，右手拇指用力方向约与皮肤成45°，推动左手拇指弹拨需治疗的肌肉、肌腱或韧带组织。③因弹拨对深部组织刺激较强，所以在使用本法后，局部应加以轻快的揉摩手法，以缓解疼痛反应。

4. 适用部位　四肢、颈项、腰背部。

5. 功效　松解粘连，缓解痉挛，舒筋通络，滑利关节，消肿止痛，祛瘀散结，消除疲劳。

6. 主治　肢体、腰背、脊柱两侧的疼痛，慢性软组织损伤，关节屈伸不利等。

7. 治法举例　①落枕：在阿是穴即压痛点处施以弹拨法，并辅以颈部屈伸、旋转、侧屈等被动运动。②网球肘：在局部施以手法治疗后，可在压痛点肌腱处施以弹拨法。

四、点法

1. 概念　用屈曲的指间关节突起部分或拇指尖为着力点，施压于某一治疗点上的手法称为点法。它由按法演化而成，具有力点集中、刺激性强等特点。

2. 种类　点法分为拇指端点法、屈拇指点法和屈食指点法三种（图 17–31 至图 17–33 ）。

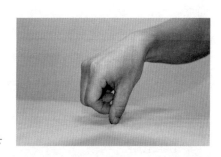

图 17–31　拇指端点法

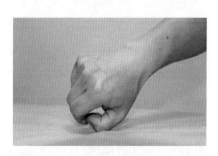

图 17–32　屈拇指点法

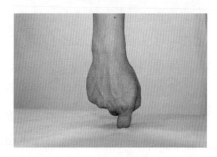

图 17–33　屈食指点法

3. 手法要领　①拇指端点法：施术者手握成空拳，拇指伸直并紧贴于食指中节的桡侧面，以拇指端为力点压于治疗部位。②屈拇指点法：施术者手握成拳，拇指屈曲抵住食指中节的桡侧面，以拇指指间关节桡侧为力点压于治疗部位。③屈食指点法：施术者手握拳并突出食指，用食指近节指间关节为力点压于治疗部位。

4. 适用部位　全身各部位，尤适用于四肢远端小关节的压痛点。

5. 功效　滑利关节，舒筋通络，消肿止痛，祛瘀散结。

6. 主治　疲劳、慢性软组织损伤、关节屈伸不利等。

7. 治法举例　踝关节损伤后遗症：点按阿是穴及损伤周围的组织进行治疗。

五、击法

1. 概念　击法是指施术者用拳背、掌根、掌侧小鱼际、指尖或桑枝棒击打体表一定部位的手法。

2. 种类　击法分为掌击法、侧掌击法（图 17-34）、拳背击法（图 17-35）、指尖击法（图 17-36）和桑枝击法。

3. 手法要领　①施术者击打时用力要稳，要含力蓄劲，收发自如。②击打时要有反弹感，即触及受术部位后迅速弹起，不要停顿或拖拉。③击打动作要连续而有节奏，快慢和力量要适中。④头部实施击法时力度要轻柔，而且应因人、因病而异。⑤使用击法应避免暴力击打，要及时与患者沟通，调节击打力度。五种击法的具体要领如下。

（1）拳背击法：施术者手握空拳，腕关节伸直，前臂主动施力，用拳背有节律地击打施术部位。

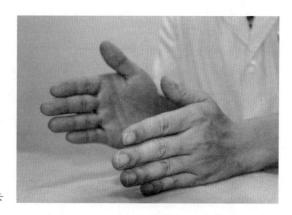

图 17-34 掌侧击法

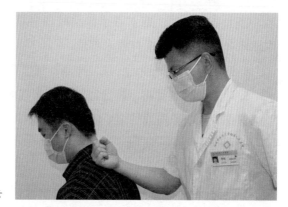

图 17-35 拳背击法

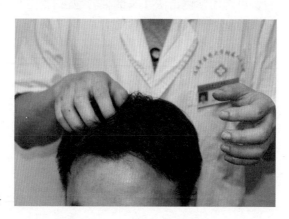

图 17-36 指尖击法

（2）掌击法：施术者手指伸直，腕关节背伸，前臂主动施力，用掌根有节律地击打施术部位。

（3）侧掌击法：施术者腕关节略背伸，双掌相合，掌指部伸直，前臂部主动运动，带动小鱼际部尺侧和小指尺侧有节律地击打施术部位。侧掌击法也可单手操作，左右交替进行，但一般是双手同时击打施术部位。

（4）指尖击法：施术者手指半屈，腕关节放松，前臂主动运动，带动腕关节及手部运动，用指端有节律地击打施术部位。

（5）桑枝击法：施术者手握桑枝棒一端，前臂主动运动，用棒体有节律地轻轻击打施术部位。

4. 适用部位 头部、肩部、腰部、背部及四肢。

5. 功效 醒脑提神，疏通经络，调和气血，消除疲劳。该手法常作为放松肌肉或结束手法。

6. 主治 失眠、头痛、肌肉痉挛疼痛、风湿痹痛、疲乏无力等。

7. 治法举例 ①失眠、头痛：在扫散法等推拿手法治疗后，可选用掌侧击法在头部轻轻地击打，以疏通经络、调和气血、缓解疼痛、醒脑安神。

六、拍法

1. 概念 拍法是指五指自然并拢，掌指关节微屈，使掌心空虚，然后以虚掌节律性地拍击治疗部位的手法。

2. 种类 拍法可分为指拍法（图17-37）、指背拍法和掌拍法（图17-38）三种。

3. 手法要领 ①指实掌虚，利用气体的振荡，虚实结合，

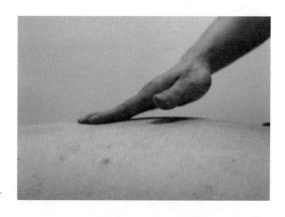

图 17-37　指拍法

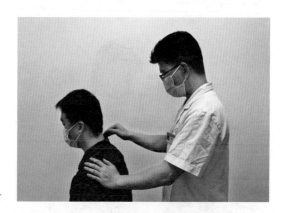

图 17-38　掌拍法

做到拍击有声，声声清脆而不甚疼痛。②拍法要以腕力为主，灵活自如。③一般每处拍打 3～5 下即可，对肌肤感觉迟钝麻木者，可拍打至表皮微红充血为度。

4. 适用部位　肩、背、腰、骶、腿诸部位。

5. 功效　行气活血，舒筋通络。

6. 主治　常用于胸腹部术后和长期卧床患者坠积性肺炎的预防，以及风湿酸痛、身重麻木、肌肉痉挛等。

7. 治法举例　①腰背部风湿酸痛：按揉委中、局部推拿后，在腰背部涂上少量追风油，然后做自上而下的拍法，直至表皮微红充血为度。②长期卧床患者坠积性肺炎的预防和协助排痰：按肺的解剖位置由下而上、由外而内用虚掌拍。

七、捶法

1. 概念　捶法是指用拳眼或拳心面捶击身体某部位的手法。

2. 种类　捶法可分为拳眼捶法（图 17-39）和拳心捶法（图 17-40）两种。

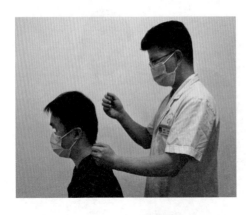

图 17-39　拳眼捶法

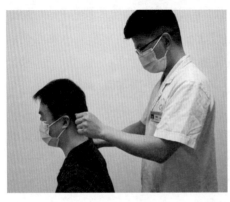

图 17-40　拳心捶法

3. 手法要领　①捶法在施治时要以腕发力，由轻而重，由慢而快，或一阵快、一阵慢地交替操作。②动作要协调、灵活，着力要有弹性。可单手操作，也可双手操作。③用捶法要与患者不断沟通，了解患者的感受，及时调整施捶的力度。④捶法的作用力较重，可达深部肌肉、关节与骨骼，每处一般捶 3 ～ 5 下即可。

4. 适用部位　肩、背、腰、腿等肌肉丰厚的部位。

5. 功效　行气活血，舒筋通络，消除肌肉疲劳，缓解局部酸胀。

6. 主治　捶法适用于疲劳、慢性软组织损伤等。轻而缓慢的捶法可使肌腱、肌肉、关节舒展；重而快速的捶击可使肌肉兴奋。

7. 治法举例　疲劳：对背、腰、腿施以轻而缓慢的捶打法，可消除肌肉酸困，缓解疲劳状态。

八、踩跷法

1. 概念　踩跷法也称脚踩法，是指用脚掌踩按人体某一部位的方法（图 17-41）。

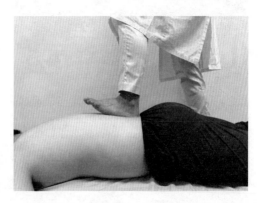

图 17-41　踩跷法

2. 种类　踩跷法可分为单脚踩和双脚同时踩两种。

3. 操作要领　①踩跷时施术者站立，双手抓稳扶手，以脚掌前部着力于治疗部位，用适宜的力量，一松一踩，频率要慢，切不可用力过大。②做腰部治疗时应与患者呼吸相配合，在呼气时施踩，切忌屏气。③在治疗时，若患者不愿配合或要求停止治疗，决不能勉强。④踩跷法刺激强度大，应用时必须谨慎使用，对老年人骨质疏松者、中晚期恶性肿瘤患者、体质虚弱者、脊椎骨质有病变者均禁止使用。

4. 适用部位　腰部、臀部、骶部及下肢的近心部。

5. 功效　行气活血，舒筋通络，放松肌肉，滑利关节。

6. 主治　腰椎间盘突出症、腰肌劳损等。

7. 治法举例　腰椎间盘突出症：踩跷法具有按、压、揉、推几种手法的功效，可以单脚踩按、双脚同时踩按，也可两脚交替踩按。

九、掐法

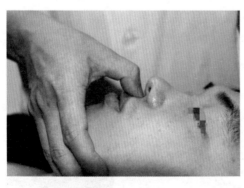

图 17-42　掐法

1. 概念　掐法也称指针法，是以手指代针的意思，是用拇指、中指或食指在身体某个部位或穴位上，做深入并持续的掐压的手法（图 17-42）。

2. 种类　掐法分为拇指单指掐法和多指掐法两种。

3. 操作要领　①施术者操作前修剪指甲使之短于指尖，选准穴位，用拇指、中指或食指指尖着力于穴位。②用力由小到大，使其作用力由浅到深，清醒患者以能够耐受为度。③掐法用在穴位时，可有强烈的酸胀痛麻的"得气"感觉。

4. 适用部位　水沟、合谷、涌泉等穴，骨盆内侧沿及肿胀的局部组织。掐法刺激较强，常用于穴位刺激按摩。

5. 功效　畅通瘀堵，疏通经络，消肿散瘀，镇静安神，开窍醒神。

6. 主治　晕厥、癔病、下肢肿胀等。

7. 治法举例　①晕厥：掐按水沟、合谷。②下肢水肿：用一手或双手拇指做一排排轻巧而密集的掐压，边掐按边朝向心方向推进，促进组织液回流，使肿胀消散。

第三节　拿搓类手法

拿搓类手法是指医者双手或指腹在治疗部位上相对双向用力进行施治的一种手法。常用的拿搓类有拿法、搓法、捻法、提法等。

一、拿法

1. 概念　拿法是指用拇指和食、中二指或其余四指相对用力，在某一部位或穴位上进行节律性地提捏或揉捏的手法。

2. 种类　①二指拿法：即拇指与食指相对用力的拿法。②三指拿法（图17-43）：是拇指与食指、中指相对用力的拿法。③五指拿法（图17-44）：是拇指与其余四指均参与用力的拿法。

3. 手法要领　①施术者以手指螺纹面相对用力，去捏住治

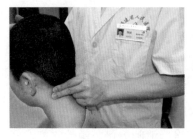
图 17-43　三指拿法

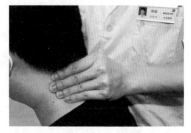
图 17-44　五指拿法

疗部位肌肤并逐渐用力内收，将治疗部位的肌肤提起，做有节律的轻重交替而又连续的提捏或揉捏动作。②腕关节要放松，巧妙地运用指力，诸指动作要协调柔和、灵活。③力量要由轻到重，轻重适宜。不可用指端去抠掐和突然用力，动作要缓和而有连贯性。④本法的刺激性较强，特别是在三指拿法之后，常继以揉法，以缓减刺激感。⑤拿头五经法：患者端坐，施术者站立于患者后侧方，一手扶其前额，另一手五指分开，用五指末节螺纹面为着力点作用于头部，其中中指定督脉，食指和无名指分别置于两侧足太阳膀胱经，拇指和小指分别置于两侧足少阳胆经，然后五指同时用力，由前发际起，将头皮抓起，随即松开，重复抓、放，并缓慢渐渐向后移动。当手移至后脑部时，食指、中指、无名指、小指要逐渐并拢，改为三指拿法，最后终于风池、风府穴，左右手可交替操作。

4. 适用部位　二指拿法多用于手指、足趾；三指拿法多用于颈项部、肩部；五指拿法多用于头部和四肢。

5. 功效　疏经通络，解表发汗，镇静止痛，开窍醒神，缓解痉挛，祛风散寒，调和气血。

6. 主治　落枕、颈项强痛、肌肉酸痛、头痛、鼻塞等。

7. 治法举例　①外感头痛：拿五经，拿风池，拿肩井。②落枕：拿颈项部风池穴，按揉痉挛的斜方肌与阿是穴，指揉列缺穴。③腹痛：拿足三里、梁丘，按脾俞、胃俞，摩腹。④头痛、失眠：拿头五经 3～5 遍。

二、搓法

1. 概念　搓法是指用两手掌面夹住患者肢体的一定部位，相对称用力并做方向相反的来回快速搓揉或做顺时针回环搓揉的方法（图 17-45）。

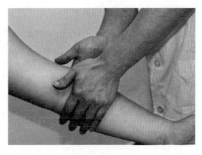

图 17-45　搓法

2. 种类　搓法分为掌搓法和侧掌搓法两种。

3. 手法要领　①施术者搓动时双手动作幅度要均等，用力要对称。②搓动频率以 30～50 下 / 分为宜。③搓动速度开始时由慢而快，结束时由快而慢。④搓肩关节：患者正坐，肩臂放松，自然下垂，施术者双下肢扎马步，双掌如抱球样相对用力做顺时针方向的回环搓揉。⑤搓上肢：患者正坐，肩臂放松，自然下垂，搓上肢时双手夹持住患侧上臂做一前一后的交替搓揉，并渐渐下移，由前臂至手腕，再快速由腕部向上至腋部。⑥搓胸胁：患者取坐位，医者位于其后，用双手自腋下夹持患者胸廓的左右两侧，相对用力做一前一后的交替搓揉，沿胁肋搓至髂嵴上，如此做自上而下的单向搓揉移动。⑦搓下肢：患者取仰卧位，下肢放松并微屈，医者双手夹持住大腿的内外两侧（或前后侧），相对用力做一前一后的交替搓揉，由大腿、膝、小腿至踝部，再由踝、小腿、膝至大腿。⑧腰背部搓法：患者取坐位或俯卧位，医者位于其身后，双手放置于腰背部，做水平方向的搓揉动作，自上而下至下腰部，再上下往返搓揉。

4. 适用部位　肩部、四肢、胁肋部、腰背部。

5. 功效　疏通经络，调和气血，通利关节，松弛肌肉，消除疲劳等。

6. 主治　颈、肩、腰、腿痛。

7. 治法举例　①肩周炎：搓肩关节 10～20 遍。②上肢痹痛：搓上肢 10～15 遍。③肝气郁结、肋间神经痛：搓胸胁 3～5 遍。④下肢痹痛：搓下肢 5～10 遍。⑤腰背痛：搓腰背部 5～10 遍。以上搓法也可以根据病情增加或减少搓的次数。

三、捻法

1. 概念　捻法是指施术者用拇指的螺纹面与食指的螺纹面或桡侧缘，相对捏住所需治疗的部位，稍用力做对称的如捻线状的快速捻动的方法（图 17–46）。

2. 手法要领　①施术者捻动时要轻快柔和，灵活连贯，捻动频率为 100～120 次 / 分。②用力要对称、均匀，不可呆滞。

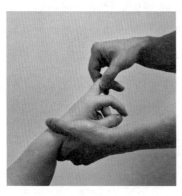

图 17–46　捻法

3. 适用部位　四肢远端诸手指、足趾小关节。

4. 功效　行气活血，消肿祛瘀，滑利关节。

5. 主治　类风湿关节炎，指、趾间关节损伤。

6. 治法举例　类风湿手：对病变的指间关节做左右位或前后位的捻动，并可配合抹法和关节被动屈伸法等。

四、提法

1. 概念 提法是指施术者用双手对按而向上提，或双手按于施治部位用力向上提起的手法。

2. 种类 提法分为顿提法和端提法两种。

3. 手法要领

（1）顿提法：患者正坐，施术者立于患侧，嘱患者手心向内，患肢抬举过头并伸直，施术者用左手握住患者的食指、拇指，右手握住患者的无名指、中指、小指，先缓慢导引放松局部，再使劲上提 3 次，每提 1 次关节可发出 1 次弹响。注意操作时避免使用暴力。

（2）端提法：患者正坐，施术者立于患者背后，双手虎口置于患者同侧耳垂下，拇指于耳后乳突处，食指于下颌角缘，置准贴实后，双手同时用力向内合立并向上提（图 17-47）。端提法注意事项：①颈椎有骨质损伤史和骨质有破坏者禁用此法。②必须注意双手虎口必须对准患者同侧耳垂下后侧，并将患者头部卡于两手之中，同时应严密观察患者，切勿压及颈总动脉，以免造成危险。

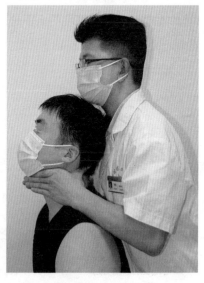

图 17-47 提法

4. 适用部位　肩部、上肢、颈项部。

5. 功效　解除粘连，顺理肌筋，滑利关节，醒脑安神，疏风止痛，聪耳明目。

6. 主治　颈椎病、上肢痹痛。

7. 治法举例　①颈椎小关节紊乱：用端提法。②上肢运动功能障碍：用顿提法。

第四节　牵抖类手法

牵抖类手法是施术者用柔力来抖动肢体或被动地牵伸关节的一类手法。常用的有抖法、引伸法。

一、抖法

1. 概念　抖法是指施术者用双手或单手握住患者患肢远端，微微用力做小幅度的上下连续抖动，使患肢关节、肌肉有松动感的手法（图17-48）。

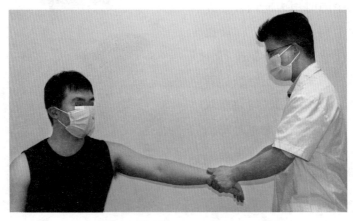

图 17-48　抖法

2. 种类　抖法分为抖上肢和抖下肢两种。

3. 手法要领　①施术者抖动时用力要自然，抖动幅度要小，但频率要快。一般抖动幅度在 3 ～ 5cm。②根据不同部位、不同疾病，抖动的次数也不同，上肢抖法频率一般在 150 次/分左右，下肢抖法频率在 100 次/分左右。③嘱患者一定要放松肢体，配合治疗，否则影响疗效。

（1）抖上肢：①患者取坐位，上肢放松，施术者站立于患者前外侧，上身略微前倾，用双手握住患者的手腕部，缓缓地将其患肢向前外侧方向抬起 60°～ 70°，施术者以腕部力为主做连续小幅度的上下抖动，像抖动绳子一样用柔劲来抖动患者的肢体，使肢体随着抖动的力量似波浪样起伏，并由远心端腕部逐步地传递到近心端的肩部。②或施术者用一手手掌按住患侧肩部，另一手握住患侧远端的腕部，在腕部用力做连续小幅度的上下抖动。

（2）抖下肢：患者取仰卧位，下肢放松。施术者站立在患者的足后方，用双手分别握住其踝部，先将双下肢徐徐抬起离床面 20 ～ 30cm，然后施术者以臂力为主小幅度地上下抖动，使整个下肢产生舒适松快感。在做抖下肢时可配合做肢体内旋和外旋的运动。对身材高大者，可两腿分别进行抖法施治。

4. 适用部位　抖法一般多应用于上肢、下肢。

5. 功效　舒展筋骨，滑利关节，疏通脉络，消除疲劳。由于抖的力量作用于肌肉、关节、韧带，所以还具有整复和恢复解剖位置异常的功效。

6. 主治　肩、臂、腰、腿疼痛，关节僵硬，运动功能减退等。

7. 治法举例　①肩周炎：用抖上肢法，可配合肩部阿是穴按揉、搓肩关节。②腰椎间盘突出症：可采用抖下肢和腰部弹拨法治疗。

二、引伸法

1. 概念　是指在肌肉放松时被动牵拉肢体，使关节进行伸展运动的一种手法。

2. 种类　引伸法分为前屈引伸法、抬举引伸法、后背引伸法三种。

3. 手法要领　①引伸法属于特殊的被动性运动按摩，其作用力可使关节发生一时性超过正常生理活动幅度的运动。②施术者要顺势而行，使引伸法的动作有劲而不蛮，幅度大而不野，达到恰如其分、恰到好处的程度。③引伸过程即是将肌肉粘连松解的过程，稍有疼痛属于正常现象，嘱咐患者在可耐受范围内的疼痛应尽量忍耐。

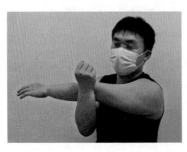

图 17-49　前屈引伸法

（1）前屈引伸法（图 17-49）：施术者协助患者将患侧上肢紧贴前胸，手搭在另一侧肩上，用健侧手托住肘尖向上抬，抬举过程中患侧上臂要保持紧贴胸壁，引伸过程中会有疼痛感，以自身能承受为限。

（2）抬举引伸法（图 17-50）：活动困难的患者可以用另一只胳膊握住患侧的手腕帮助向上引伸，将患侧胳膊向前上方或正上方抬举，动作如同挥臂喊口号。

（3）后背引伸法（图 17-51）：将患侧胳膊反背在背后，小臂继续向上引伸，引伸过程中要始终保持下臂紧贴于背部，活动

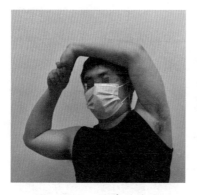

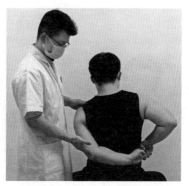

图 17-50 抬举引伸法　　　图 17-51 后背引伸法

困难的患者可以用另一只手在背后握住患侧手腕帮助向上引伸。

4. 适用部位 肩部、四肢、项部、腰部。

5. 功效 解除粘连，滑利关节，舒展筋脉，牵伸挛缩关节，纠正关节错位，增强肢体的活动能力。

6. 主治 肩周炎、颈椎病、四肢痹痛。

7. 治法举例 肩周炎：用前屈、抬举、后背三种复合引伸法，并配合按、拿等手法。

第五节　运动类手法

运动类手法是施术者通过手法使活动障碍的关节、损伤的软组织恢复功能、减轻疼痛的手法。常用的有屈伸法、摇法、扳法、背法。

一、屈伸法

1. 概念 屈伸法又称伸展法，是对有活动障碍的关节，帮助其伸展和屈曲活动的一种手法（图 17-52）。

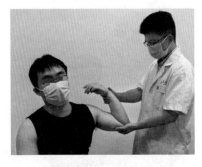

图 17-52　屈伸法

2. 手法要领　①施术者用屈伸法伸展时力要作用在引起关节挛缩的软组织上，以克服其牵拉力，利用反向作用力而使关节活动范围加大，必须顺其势，不可用暴力。②运动的方向要按各关节正常的生理运动方向和角度进行。③在活动时一定要用缓慢、均衡、持续的力量慢慢加大其可能屈伸的幅度，并在此幅度范围内连续活动，使其逐渐增加屈伸活动的角度。④当屈伸到最大角度后要固定 1～2 分钟，然后再慢慢放松还原，如此反复数次。⑤此法在操作时要注意患者的体位，应将其置于能使被运动的关节达到充分活动，并防止患者因疼痛的闪躲而出现发生意外的体位。

3. 适用部位　屈伸法适用于人体各个关节。

4. 功效　舒展筋骨，松解粘连，滑利关节，增加肢体活动度。

5. 主治　中风后遗症、风湿痹痛等。

6. 治法举例　风湿性关节炎：用屈伸法对有活动障碍的关节进行运动康复训练。

二、摇法

1. 概念　是指施术者一手握住或扶住患者被摇关节肢体的近心端，另一手握住关节肢体的远心端，以关节为轴心，缓慢使肢体关节产生顺时针方向或逆时针方向的回旋运动的手法。

2. 种类　摇法的种类有颈项部摇法、肩关节摇法、肘关节摇法、腕关节摇法、掌指关节摇法、腰摇法、髋关节摇法、踝关节摇法八种。

3. 手法要领　①施术者协助患者取合适的体位，摇动的速度要慢，方向和幅度要在生理许可的范围内和患者能忍受的疼痛范围内进行。②摇动的动作要由小到大，逐渐增强，并要根据病情适可而止，用力要柔而稳，速度要缓而匀，动作要因势利导。不同部位的摇法如下。

（1）颈项部摇法（图17–53）：①患者取坐位，颈项部放松，施术者站立于患者的后外侧面。②施术者用一手扶患者的头顶部，另一手托住其下颌部，双手协调以相反方向缓缓地使头按顺时针方向或逆时针方向摇动，3～5下即可。

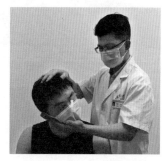

图 17–53　颈项部摇法

（2）肩关节摇法（图17–54、图17–55）：①患者取坐位，肩部放松，患侧肘关节屈曲。②施术者站立于患者的患侧，半蹲位，上身略前俯，使患者的手臂搭在施术者的前臂上，用一手扶住其肩关节上部，另一手托起患肢肘部，然后缓缓地做顺

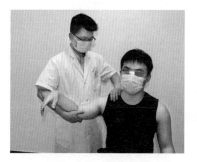

图 17–54　握肘摇肩法

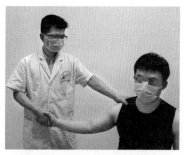

图 17–55　握手摇肩法

时针方向或逆时针方向的肩关节摇动。该法常用于肩周炎、肩部骨折后遗症等病症的康复训练。

（3）肘关节摇法（图 17-56）：①患者取坐位，患肘关节半屈曲位。②施术者一手托住患者患侧肘关节后部，另一手握住患者患肢的腕部，使肘关节做顺时针方向或逆时针方向的摇动。该法常用于网球肘、肘部骨折后遗症等病症的康复训练。

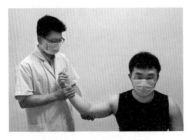

图 17-56　肘关节摇法

（4）腕关节摇法（图 17-57）：①患者取坐位或仰卧位，施术者站立于患者的患侧。②施术者一手握住患者的患肢腕关节近心端，另一手握住患者的掌部，使腕关节做顺时针方向或逆时针方向的摇动。该法常用于腕部软组织损伤、腕部骨折后遗症等病症的康复训练。

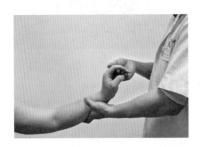

图 17-57　腕关节摇法

（5）掌指关节摇法：①患者取坐位或仰卧位，施术者站立于患者的患侧。②施术者一手握住患者的患侧掌部，另一手握住患侧手指，使掌指关节做顺时针方向或逆时针方向的摇动。该法常用于手指部腱鞘炎、类风湿关节炎等病症的治疗。

（6）腰摇法：①患者取坐位，腰部放松。②施术者坐于其身后，一手拇指与四指分开，用拇指按住腰间，其余四指按放于腰侧部，按住其一侧腰部，另一手扶住对侧肩部，两手协调用力，将腰部缓缓摇晃。该法常用于腰部疼痛、腰部活动不利等腰部病症的治疗。

（7）髋关节摇法：①患者取仰卧位，下肢自然放松，施术者站立于患者的患侧。②用一手扶住其膝前，另一手托起足跟或握住踝关节，先将患肢屈髋、屈膝达90°左右后，双手协同做髋关节顺时针方向或逆时针方向的摇动。该法常用于腰腿痛、髋关节活动不利等病症的治疗。

（8）踝关节摇法：①患者取仰卧，下肢自然伸直。②施术者站立于足端，用一手托起患者的足跟以固定，另一手握住其足趾部，双手配合做踝关节顺时针方向或逆时针方向的摇动。该法常用于踝关节损伤性疼痛、踝关节骨折后遗症等病症的治疗。

4. 适用部位　颈项部、腰背部及四肢诸关节。

5. 功效　缓解疼痛，松解粘连，滑利关节，增加颈、腰或肢体的活动能力。

6. 主治　身体各部位关节酸痛、运动功能障碍、骨折后遗症等。

7. 治法举例　①颈项部疾病：用颈项部摇法施治。②肩周炎：用肩关节摇法施治。

三、扳法

1. 概念　扳法又称搬法，是施术者用一手压住患者某一部位，另一手扳动其他部位，两者使用力量相等、作用方向相反的外力使关节旋转或伸展的被动运动手法。

2. 种类　根据用力方向和施行方法的不同，扳法有侧扳、后扳、斜扳三种手法；针对不同部位，常用的扳法有颈椎斜扳法、颈椎定位旋转扳法、胸椎对抗复位法、胸椎端提复位法、腰椎坐位定位旋转扳法、腰椎斜扳法等（图17–58至图17–63）。

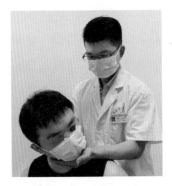

图 17-58　颈椎斜扳法

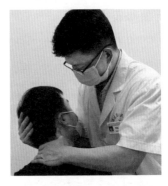

图 17-59　颈椎定位旋转扳法

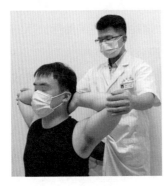

图 17-60　胸椎对抗复位法

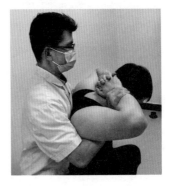

图 17-61　胸椎端提复位法

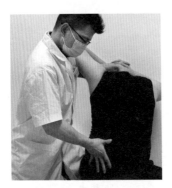

图 17-62　腰椎坐位定位
旋转扳法

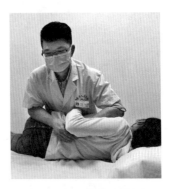

图 17-63　腰椎斜扳法

3.手法要领 ①施术者用一手压住患者某一部位，另一手扳动其他部位，两者使用力量相等、作用力方向相反，使关节旋转或伸展。②在施术时必须将要扳动的关节极度伸展或旋转，在保持这一位置的基础上，再做一个稍微加大幅度的动作。③扳动时要因势利导，按正常关节活动范围扳动，不可超出生理功能范围。

4.适用部位 颈、肩、胸、腰等部位。

5.功效 缓解疼痛，恢复错位的关节。

6.主治 身体各部关节酸痛、运动功能障碍、骨折后遗症等。

7.治法举例 肩周炎：用扳法治疗肩关节炎导致的上肢不能上举、后背等。

四、背法

1.概念 背法是一种用于治疗急性腰扭伤、腰椎间盘病变、腰肌劳损等的康复方法（图17-64）。

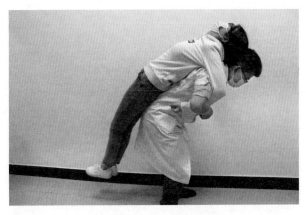

图 17-64 背法

2. 手法要领　①施术者与患者背靠背站立。②施术者双足分开，与肩等宽站稳，用双肘去勾套住患者的肘窝部，两臂用力紧紧勾住患者的双臂，然后屈膝、弯腰、挺臀，将患者反背起来，使其双脚离地悬空。③此时患者头应后仰，贴靠于施术者背部，除双臂勾紧外，应全身放松，做左右方向的摆动和上下方向的抖动，使腰部有牵动感。④利用患者自身的重量，使腰段脊椎得以牵伸，并通过施术者身体的左右晃动或臀部的挺起等动作使错位的小关节得以纠正。⑤在施术时要注意肘部勾紧不要滑脱，嘱患者不要打挺，与施术者积极配合完成操作。

3. 适用部位　背部和腰骶部。

4. 功效　缓解腰背部肌肉痉挛、疼痛，整复腰椎小关节错位。

5. 主治　急性腰肌扭伤、腰椎间盘突出症等。

6. 治法举例　急性腰肌扭伤：用背法，并结合阿是穴、委中穴按摩。

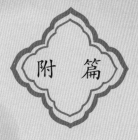

附 篇

临证穴位处方与
治疗方法

中医外治法是中医学的重要组成部分，穴位与经络是中医外治法的精髓。在影响中医外治法疗效的诸多因素中，穴位处方在外治法治疗效果中起决定性作用。穴位处方的选穴和配方是在中医理论的指导下，结合临床经验，遵循君、臣、佐、使的配方原则，注重穴位处方中穴位的主次而确定的。主穴是穴位处方中的君穴，配穴是穴位处方中的臣穴，随症加减的穴位是处方中的佐穴和使穴。本部分内容主要介绍本书主编之一、郑州王氏中医外治学术流派代表性传承人王绍霞教授40余年临床应用中医外治法的经验，尤其是王氏的开关学说可使呃逆等病症瞬间停止，立竿见影，以期给读者临床选穴、配方、用穴有所启发和借鉴。

第一节　急症穴位处方与治疗方法

一、胸痛

胸痛是指胸部的疼痛感，或不适感，是临床上常见的一种病症。造成胸痛的原因复杂多样，通常引起急性胸痛的原因包括心血管疾病如不稳定型心绞痛、急性心肌梗死、缺血性心肌病、主动脉夹层等，呼吸系统疾病如自发性气胸、肺梗死，消化系统疾病如食管裂孔疝。下面介绍针刺止痛的主穴、配穴和方法，如果缓解不理想，应及时到相应的专科就医，以免病情加重，危及患者生命。

1. 主穴 膻中、足三里、期门。

2. 配穴 鸠尾、通里、神门、曲池、间使、乳根、命门、梁丘。

3. 随症加减穴 ①胸胁痛：加支沟、大包。②心绞痛：加内关、左侧列缺。

4. 方法 膻中（平刺）透鸠尾、足三里（直刺）留针20分钟，捻转3～5分钟，期门穴向腋下方向斜刺；左侧列缺穴向心方向斜刺或垂直按压2～3分钟，根据疼痛缓解程度可适当延长按压时间；配穴和随症加减的穴位，根据穴位所在部位的解剖选择针刺方法，并留针20分钟。

二、晕厥

晕厥是指一时性的广泛性脑供血不足所导致的短暂意识丧失状态，发作时患者因肌张力消失，不能保持正常姿势而倒地，一般为突然发作，发作后可以迅速恢复。导致晕厥原因有很多，包括脑血管病、心血管疾病、神经失调及体位性因素等。

1. 主穴 水沟。

2. 配穴 涌泉、十宣。

3. 随症加减穴 ①牙关紧闭：加合谷、颊车。②口腔分泌物多：加天突、气舍。③醒后头痛：加刺太阳。

4. 方法 ①掐揉水沟、合谷3～5分钟；垂直按压涌泉穴5分钟。②中暑、中风者刺十宣穴。③口腔分泌物多者直刺天突、气舍穴，留针至清醒。

三、高热及超高热

高热是指体温在 39.1 ～ 41℃者；超高热是指体温在 41℃以上者。

（一）放血法

1. 主穴　大椎、耳尖。

2. 配穴　曲池、太阳、十宣。

3. 随症加减穴　①口干：加液门。②头痛：加刺太阳穴。

4. 方法　刺络放血适用于实证和热证。高热患者刺大椎、耳尖（图 18-1、图 18-2）；头痛针刺太阳穴。①大椎、曲池穴针刺后立即扣罐，利用罐内负压吸出大椎穴、曲池穴处的瘀血。②消毒耳部后，操作者戴手套，先揉捏使局部发红后，点刺耳尖较粗大的静脉血管，手持无菌纱布，挤压耳尖针刺处周围，尽量使其多出血。③液门穴可以针刺也可以按揉。

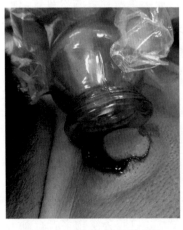 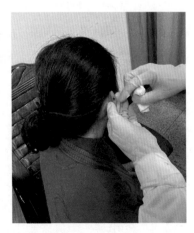

图 18-1　大椎穴针罐放血　　　图 18-2　耳尖放血

（二）清天河水法（适用于7岁以下儿童）

1.主穴 大陵、曲泽。

2.配穴 间使、郄门。

3.随症加减穴 ①咳嗽、咳痰：加太渊。②恶心、呕吐：加内关。

4.方法 ①清天河水法（图18-3）：施术者左手托住小儿前臂及手腕，使其掌心向上，右手拇指或食、中指并拢，蘸滑石粉或清水，用手指螺纹面沿向心方向快速单方向推200～400次，即在前臂内侧正中，自腕横纹中点（大陵穴）至肘横纹中点（曲泽穴）呈一直线，称清天河水。②大清天河水：在前臂掌面，由内劳宫推至曲泽穴，手法同清天河水法，称为大清天河水。

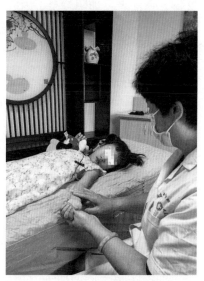

图 18-3 清天河水法

四、腹痛

腹痛是指从膈肌以下到整个盆腔的疼痛，是临床上常见的症状。引起腹痛的病因很多，既有腹内脏器的病变，又有腹外疾患。根据引发腹痛之疾病的不同，患者疼痛的具体部位和疼痛性质也有所不同，有的患者出现腹痛时还会伴有恶心呕吐。

由于可以引起腹痛的疾病众多，所以患者出现腹痛后中医外治法缓解不明显时，一定要明确病因再积极治疗。

1. 主穴 胃俞、足三里。

2. 配穴 脾俞、中脘、天枢、梁丘、三阴交。

3. 随症加减穴 ①寒邪内积者：加神阙、关元、命门。②湿热壅滞者：加阴陵泉、内庭。③气滞血瘀者：加曲泉、膈俞、血海。④脾阳不振者：加脾俞、胃俞、章门、命门。

4. 方法 ①毫针法：主穴可采用毫针直刺泻法，配穴可按虚补实泻的方法操作，足三里、梁丘持续强刺激 1 ～ 3 分钟，直到疼痛止或缓解，留针 20 ～ 30 分钟。②灸法：寒邪内积及脾阳不振者用灸法。③手法：主穴、配穴和随症加减穴均可采用按、揉复合手法，每个穴位按揉 3 ～ 5 分钟。

第二节 神经系统病症穴位处方与治疗方法

一、面瘫

面瘫是指一侧的面部表情肌出现了部分性的瘫痪或者全部的瘫痪，导致活动障碍，主要表现为口眼㖞斜，中医称之为"口僻"。

1. 主穴 颊车、地仓。

2. 配穴 合谷、水沟；眼针选取上焦区。

3. 随症加减穴 ①耳鸣、耳聋：加听宫、听会、翳风。②咳喘：加天枢、太渊。

4. 方法 ①毫针法：颊车、地仓、合谷、水沟穴毫针直刺，用平补平泻法，留针 30 分钟，虚寒证者留针期间可用悬灸或电磁波温针。②眼针法：选取上焦区平刺，每日 1 次，

7 ～ 10 日为一疗程。

二、中枢性瘫痪

中枢性瘫痪是指上运动神经元性瘫痪，包括脑部和脊髓病变造成的瘫痪，一般是大脑的运动皮层，主要是中央前回的运动中枢和运动中枢下行的锥体束受损。其临床表现为肌无力、肌强直、强直性萎缩，严重者出现偏瘫、截瘫症状，呈痉挛性瘫痪，伴有腱反射的亢进和病理反射。其常见病因包括脑血管病、脑外伤、颅内炎症、颅内肿瘤、脑性瘫痪等。

1. 主穴 百会、脑户。

2. 配穴 四神聪、曲池、鹤顶、解溪、阳池。

3. 随症加减穴 ①上肢：加肩髃、外关、合谷。②下肢：加环跳、阳陵泉、足三里、解溪、昆仑。③口眼㖞斜：加地仓、颊车、合谷、内庭、太冲。

4. 方法 ①毫针法：毫针直刺或平刺，用补健侧泻患侧的手法。由于上运动神经元性瘫痪表现为肌张力增高的硬瘫，针刺的强度不宜过强，宜采用弱刺激，以防止强刺激引起肌肉张力增高而导致肢体强直或拘急。虚寒证者留针期间可用悬灸或电磁波温针，留针 30 分钟。②眼针法：根据瘫痪的部位取上焦区和下焦区，1 寸毫针直刺或平刺（图 18-4、图 18-5）。③推拿手法：在选定的穴位做按、揉、拿、捏等复合手法。

三、周围性瘫痪

周围性瘫痪是指下运动神经元性瘫痪，为大脑和脊髓以外发出的神经出现损伤而造成的瘫痪。其临床表现为相应的节段出现瘫痪，呈迟缓性，表现为软瘫、肌无力、肌萎缩、肌张力

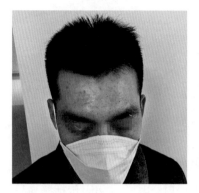

图 18-4　眼针上焦区针刺

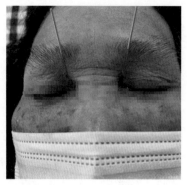

图 18-5　眼针下焦区针刺

下降等。周围性瘫痪与受损的周围神经有关系，一般常见原因有自身免疫性的周围性瘫痪，神经炎、糖尿病引起的周围神经病变，食物和药物中毒引起的周围神经病变。

（一）上肢瘫痪

1. 主穴　肩髃、曲池。

2. 配穴　合谷、阳溪、大陵、肘髎。

3. 随症加减穴　手麻：加大椎、三阳络、外关。

4. 方法　①毫针法：直刺，用平补平泻法，留针 30 分钟，每日 1 次，10 ～ 14 日为一疗程。②眼针法：眼部取上焦区毫针直刺或平刺。③推拿手法：在选定的经穴上按摩。

（二）下肢瘫痪

1. 主穴　鹤顶、解溪。

2. 配穴　梁丘、血海、足三里、三阴交、环跳。

3. 随症加减穴　肝肾阴虚者：加肝俞、肾俞、阳陵泉、悬钟。

4. 方法　①毫针法：用平补平泻法，留针 30 分钟，每日

1 次，10 ～ 14 日为一疗程。由于周围性神经瘫痪表现为肢体的软瘫，多为经脉失养所致，因此针刺强度不宜过小，宜用较强的刺激，以使肌肉兴奋性增加。②眼针法：眼部取下焦区毫针，直刺或平刺。③推拿手法：在选定的穴位上做按、揉、拿、捏等复合手法。

第三节　消化系统病症穴位处方与治疗方法

一、胃炎

胃炎是指各种原因引起的胃黏膜炎症，是常见的消化道疾病，分为急性胃炎和慢性胃炎（包括非萎缩性和萎缩性两种）。

（一）急性胃炎

急性胃炎是指各种外在或者内在因素引起的急性广泛性或局限性的胃黏膜的急性炎症。急性胃炎起病比较急，症状因病因不同而不尽相同，一般在进食污染食物后的 3 ～ 24 小时发病，症状轻重不一，表现为中上腹的不适、疼痛、恶心、呕吐、厌食等。

1. 主穴　中脘、足三里。

2. 配穴　胃俞、内关、梁门、下巨虚。

3. 随症加减穴　①脾虚气滞者：加脾俞、气海、天枢。②痰饮内停者：加胞中、丰隆。③肝气犯胃者：加阳陵泉、太冲、合谷、章门。④胃阴不足者：加脾俞、三阴交、阴陵泉。⑤脾胃虚弱者：加脾俞、三阴交。

4. 方法　①毫针法：主穴、配穴、随症加减穴均可采用毫针法，除热证和实证者均可用温针灸，针刺留针 20 ～ 30 分钟，每日1次，1～3日为一疗程。②手指点穴法：每次每个穴位点按2～3分钟，以患者能够耐受为度，每日1次，1～3日为一疗程。

（二）慢性非萎缩性胃炎

慢性非萎缩性胃炎是指不伴有胃黏膜萎缩性改变，胃黏膜层见以淋巴细胞和浆细胞为主的慢性炎症细胞浸润的慢性胃炎。其治疗如下。

1. 主穴　足三里、胃俞。

2. 配穴　梁门、中脘、内关、上巨虚、脾俞。

3. 随症加减穴　腹部胀气：加天枢、气海。

4. 方法　①毫针法：主穴、配穴、随症加减穴均可采用毫针法，手法直刺，用虚补实泻法，针刺得气后留针20～30分钟，每日1次，10～14次为一疗程。②隔姜灸法：脾胃虚寒者采用隔姜灸法，每日1次，每次5～7壮，7～10次为一疗程。

（三）慢性萎缩性胃炎

慢性萎缩性胃炎是指患者的胃黏膜炎症已经累及黏膜下层和腺体，出现黏膜和腺体萎缩的慢性炎症。

1. 主穴　足三里、中脘、胃俞。

2. 配穴　梁门、三阴交、内关、肝俞、脾俞。

3. 随症加减穴　①腹部胀气：加天枢、气海。②气血双虚者：加关元、血海穴。

4. 方法　①毫针法：主穴、配穴、随症加减穴均可采用毫针法，手法直刺，用虚补实泻法，脾胃虚寒者可配合温针灸法，针刺得气后留针20～30分钟，每日1次，10～14次为一疗程。

②穴位埋线法：用埋线针将胶原蛋白线在无菌的环境下埋入穴位内，埋线间隔时间为 14 ～ 21 日，8 ～ 12 次为一疗程。

5. 注意事项　慢性萎缩性胃炎已经定义为癌前病变，治疗全疗程配合中药内服可取得更好的效果；幽门螺杆菌感染者应配合抗菌治疗，以控制其进一步发展成为胃癌。

二、便秘

便秘是指大便次数减少的症状，一般每周少于 3 次，伴有粪便量减少，粪便干结，排便费力等。便秘是临床常见症状，多长期持续存在，影响生活质量，如病程超过 6 个月即为慢性便秘。

1. 主穴　大肠俞、下巨虚。

2. 配穴　合谷、足三里、上巨虚、丰隆、大横。

3. 随症加减穴　①燥热内结者：加曲池、内庭。②阴寒凝滞者：加灸神阙、关元、气海、神门、大肠俞。③气虚者：加脾俞、胃俞、气海。④血虚者：加三阴交、血海。⑤阴虚者：加太溪、照海。⑥阳虚者：加灸命门、腰阳关。⑦气滞者：加中脘、行间、气海。⑧气血双虚者：加脾俞、胃俞、血海。

4. 方法　毫针刺：采用直刺的方法。主穴均用泻法，实证配穴用泻法，虚证配穴用补法；实秘用泻法，寒秘可加灸法。针刺法留针 20 ～ 30 分钟，每日 1 次，7 ～ 10 日为一疗程。

三、腹泻

腹泻是指排便次数明显增加，粪质稀薄的症状，常伴有迫不及待需要排便的感觉、腹痛、腹胀等症状。急性腹泻和慢性腹泻主要通过腹泻持续的时间和病情区分。

（一）急性腹泻

1. 主穴　足三里、下巨虚。

2. 配穴　大肠俞、天枢、三阴交、水分、上巨虚。

3. 随症加减穴　①寒湿内盛者：加神阙、关元。②湿热伤中者：加曲池、内庭。③食滞伤胃者：加梁门、中脘。

4. 方法　①毫针法：主穴、配穴、随症加减穴均可采用毫针法，寒湿内盛者可用温针灸，针刺留针 20～30 分钟，每日 1 次，1～3 日为一疗程。②隔姜灸法：神阙穴可用此法。

（二）慢性腹泻

1. 主穴　大肠俞、足三里。

2. 配穴　胃俞、下巨虚、脾俞、中脘、神阙、天枢、公孙、八髎。

3. 随症加减穴　①脾肾阳虚者：加肾俞、命门、三阴交。②肝气乘脾者：加期门、阳陵泉、太冲、三阴交。③脱肛：加灸百会、关元。

4. 方法　根据辨证论治的原则，对慢性腹泻的治疗可分别运用不同的方法和手法。①神阙采用灸法。②足三里、公孙穴用毫针补法，天枢穴用毫针平补平泻法，配穴采用虚补实泻法。③偏湿热和肝郁等实证者，以泻热、疏肝、调理脾胃为主，针刺可用泻法。④偏湿寒者可祛寒化湿，针刺留针并用艾条灸或隔姜灸。⑤偏虚寒者可温补中气、调理脾胃，针刺用补法，并多配灸法，以达健脾温肾、固本止泻之功效。针刺法留针 20～30 分钟，每日 1 次，7～10 日为一疗程。

（三）婴幼儿慢性腹泻

1. 主穴　足三里、神阙。

2. 配穴　中脘、天枢、梁门、关元、下巨虚。

3. 随症加减穴　①寒湿内盛者：加水分、三阴交、关元、涌泉。②脾虚气滞者：加脾俞、气海、大横。

4. 方法　根据辨证论治的原则，确定为慢性寒湿性腹泻者，可采用以下手法。①施术者一手握罐内点燃艾炷、温热的小罐，待手温热后在小儿的腹部按逆时针方向轻轻摩腹部 2 分钟左右，然后换另一只温热的手继续摩，双手交替按摩 30 分钟（图 18-6）。②换手之时可以用手指点按关元、天枢、中脘、梁门穴。③双手拇指温热后按压足三里、上巨虚、下巨虚穴处，同时无名指按压双侧三阴交穴 20 分钟（图 18-7）。3 ～ 7 日为一疗程，可根据患儿的恢复情况酌情加减治疗时间与次数。

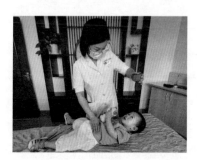　　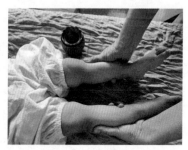

图 18-6　温掌推拿法　　　　图 18-7　温指推拿法

四、呕血

呕血是指胃、食管、十二指肠等部位出血并从口腔内涌出的症状。

1. 主穴　脾俞、足三里。

2. 配穴　胃俞、膈俞、中脘、上脘、内关、公孙。

3. 随症加减穴　①胃热壅盛者：加内庭、三阴交。②肝火犯胃者：加期门、行间、太冲。③气虚血溢者：加关元、血海、气海。④湿热中阻者：加阴陵泉。⑤瘀阻胃络者：加血海、肝俞。⑥脾胃虚寒者：加中脘、神阙隔物灸，足三里隔姜温针灸，隐白艾条灸。

4. 方法　①主穴、配穴、随症加减穴均可采用毫针法。针刺手法：足三里、公孙用补法，膈俞、内关用泻法；实证配穴用泻法，虚证配穴用补法，寒湿证用温针法。针刺留针20～30分钟，每日1次，1～3日为一疗程。②手指点穴法，每次每个穴位点按2～3分钟，以患者能够耐受为度。③隔物灸每次5壮，针柄隔姜温针灸，艾条2cm左右。

五、便血

便血是指血液从肛门排出，粪便颜色呈鲜红、暗红或柏油样（黑便）的症状。便血只是一个症状，并非一种疾病。

1. 主穴　大肠俞、脾俞。

2. 配穴　长强、承山、次髎。

3. 随症加减穴　①劳倦内伤者：加百会、命门、关元。②湿热下注者：加太白、阴陵泉。③气血双虚者：加血海、三阴交。

4. 方法　①主穴、配穴、随症加减穴均可采用毫针法。针刺手法：血海、三阴交穴用补法，脾俞用平补平泻法，督脉和其他足太阳膀胱经穴位用泻法以清热化湿，化瘀止血。留针20～30分钟，每日1次，1～3日为一疗程。②便血合并血小板减少者用手指点穴法，每次每个穴位点按2～3分钟，以患者能够耐受为度。

六、口腔溃疡

口腔溃疡是指口腔黏膜表面局限性缺损、破溃，表面覆盖肉芽或坏死组织者。

1. 主穴 颊车、合谷。

2. 配穴 地仓、廉泉、曲池。

3. 随症加减穴 ①心脾积热者：加劳宫、公孙、内庭。②阴虚火旺者：加复溜、照海。③脾胃阳虚者：加中脘、内关、足三里、公孙。

4. 方法 主穴、配穴、随症加减穴均可采用毫针法，实证用泻法，阴虚火旺者平补平泻法，脾胃虚寒者补泻兼施，足三里、中脘可加用灸法，留针 30 分钟，每日 1 次，3～7 日为一疗程。

七、术后胃肠瘫痪

术后胃肠瘫痪是指胃肠手术或者腹部、盆腔其他手术后出现的以胃肠排空功能障碍为主的综合征。

1. 主穴 中脘、足三里。

2. 配穴 胃俞、梁门、内关、上巨虚、下巨虚、关元、天枢。

3. 随症加减穴 ①脾胃虚寒者：加公孙、大横。②肝气犯胃者：加三阴交、阳陵泉、太冲。③湿热壅滞者：加阴陵泉、内庭。④中焦气滞者：加膻中、气海。

4. 方法 ①毫针法：主穴、配穴、随症加减穴均可采用毫针法，内关、曲池用泻法，上巨虚、下巨虚、梁门用补法，余穴可用平补平泻法，虚寒病证加温针灸。针刺留针 30 分钟，

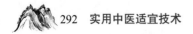

每日1次，7～10日为一疗程。②眼针法：眼部针刺脾胃区、肺大肠区、中焦区。

第四节　泌尿系统病症穴位处方与治疗方法

一、血尿

血尿从外观上可分为肉眼血尿和镜下血尿。肉眼血尿指肉眼看到血样或尿呈洗肉水样。仅在显微镜下才能发现尿红细胞者称为镜下血尿。血尿常见于慢性肾小球肾炎、泌尿系统肿瘤、泌尿系统结石、尿路感染等疾病。

1. 主穴　血海、膀胱俞。

2. 配穴　三阴交、关元、肾俞、脾俞。

3. 随症加减穴　①湿热下注者：加中极、阳陵泉、行间。②脾胃虚弱者：加胃俞、足三里。③阴虚火旺者：加太溪、照海。

4. 方法　①毫针法：主穴、配穴、随症加减穴均可采用毫针法，足太阳膀胱经穴用滋阴补脾、凉血止血法，下焦湿热者用泻法，阴虚火旺者平补平泻，脾胃亏虚者用补法。针刺留针30分钟，每日1次，3～7日为一疗程。

二、功能性尿潴留

尿潴留中医称之为隆闭，是指膀胱内充盈尿液而不能自行排出的现象。

1. 主穴　八髎、膀胱俞。

2. 配穴　神阙、三阴交、关元、中极、归来、水道、秩边。

3. 随症加减穴　①湿热内蕴者：加委阳、阳陵泉。②肺热壅盛者：加尺泽、曲池、三焦俞。③肝郁气滞者：加太冲、足临泣、大敦。④肾阳衰惫者：加脾俞、肾俞、太溪、命门。⑤中气不足者：加气海、百会、足三里。⑥无尿意或排尿无力者：加足三里、气海。

4. 方法　①毫针法：主穴、配穴、随症加减穴均可采用毫针法，湿热内蕴型、肺热壅盛型、肝郁气滞型，针刺治疗时主穴、配穴用泻法；中气不足型、肾阳衰惫型，秩边用泻法，余下主穴及配穴用补法。②温针灸法：八髎、足三里、三阴交、神阙、气海、关元、中极穴用温针灸法。

5. 注意事项　尿潴留患者针刺关元、中极、水道等少腹部穴位前，留置尿管者应先放空膀胱里的尿液，无尿管者先叩诊或行 B 超检查膀胱的膨胀程度，以决定针刺的方向、角度及进针的深浅，以防刺伤膀胱。

三、尿失禁

尿失禁是指排尿失去控制，尿液不自主流出者。

（一）实证

1. 主穴　膀胱俞、肾俞。

2. 配穴　关元、中极、秩边、阳陵泉、三阴交、八髎。

3. 随症加减穴　①肝郁气滞者：加太冲、足临泣、大敦。②湿热内蕴者：加委阳。

4. 方法　毫针法：主穴、配穴、随症加减穴均可采用毫针法，针刺手法均用泻法。

（二）虚证

1. 主穴　关元、肾俞。

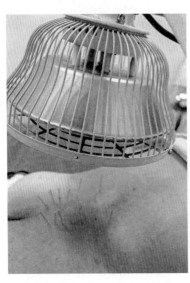

图 18-8　尿失禁（温针法）

2. 配穴　八髎、气海、膀胱俞、命门。

3. 随症加减穴　①肺脾气虚者：加太渊、足三里、百会。②肾气不固者：加太溪、复溜。③肾阴亏虚者：加三阴交、照海。

4. 方法　毫针法：主穴、配穴、随症加减穴均可采用毫针法，针刺手法均用补法，并加温针灸（图 18-8），以温补脾肾、温阳固涩。

四、遗尿

遗尿是指 3 岁以上的小儿在睡眠中小便自遗，醒后方觉的一种疾病。中医学认为遗尿多由膀胱肾气俱冷或肺气不实，气不收摄所致。

1. 主穴　关元、肾俞。

2. 配穴　中极、三阴交、膀胱俞、三焦俞、八髎。

3. 随症加减穴　①纳差消瘦者：加足三里、中脘。②腹胀便秘者：加下巨虚。③气虚者：加中极、气海、百会。

4. 方法　①毫针法：关元、肾俞用补法，以达益肾气、固摄下元的作用；三阴交用补法，以调理三阴经气；中极和膀胱俞用补法，可灸，以振奋膀胱的功能；足三里、中脘用补法，下巨虚、八髎穴用泻法。针刺留针 20～30 分钟，每日 1 次，3～7 日为一疗程。②耳穴贴压法：可加取耳部的交感、神门、肾上腺穴，用75%乙醇棉球或纱布自上而下清洁消毒耳部皮肤，将粘有王不留行的胶布用镊子夹住，并贴于所取耳部的穴位上，给予按压，使患者有热、麻、胀、痛的感觉，即为"得气"，每日按压5～6次，每次每个穴位按压100～120下，7日为一疗程。③梅花针法：用中等强度点刺叩打，每日1次，3～7日为一疗程。④穴位注射法：选膀胱俞、三阴交穴，药物为维生素 B_1 针100mg、维生素 B_{12} 针500μg，加生理盐水至4mL，成人用全量，小儿根据体重计算药量。针头刺入穴位得气后，抽吸无回血，然后每个穴位分别注射1/4的药物。⑤针刺夜尿点法：夜尿点穴在掌面小指关节第二横纹中点处，针刺留针15分钟，隔日1次，7次为一疗程，也可以根据疗效增减治疗次数。⑥子午流注低频电经穴刺激法：对于恐惧针刺者，在选定的穴位上用无创的子午流注低频电刺激法，每次20～30分钟，每日1次，7日为一疗程。

第五节　呼吸系统病症穴位处方与治疗方法

一、胸闷

胸闷是呼吸系统疾病的常见临床表现，可见于多种疾病如慢性支气管炎、肺气肿、肺源性心脏病、支气管哮喘等。

1. 主穴　素髎、肺俞。

2. 配穴　膻中、内关、心俞、中府、合谷、少商。

3. 随症加减穴　①瘀血者：加膈俞、血海。②气滞者：加支沟、期门。③痰浊者：加太渊、丰隆。④寒凝心脉者：加气海俞、命门。⑤气阴两虚者：加太溪、三阴交、气海。⑥肾阳虚者：加肾俞、关元、气海。⑦气短者：加气海俞、肾俞。

⑧唇舌发绀者：加少商、少冲、中冲。

4. 方法　①毫针法：主穴、配穴、随症加减穴均可采用毫针法，针刺手法均平补平泻，内关穴可持续刺激 1 ～ 3 分钟。每日 1 次，3 ～ 7 日为一疗程。②点刺放血：唇舌发绀者可取少商、少冲、中冲穴点刺放血。③灸法：气短者灸气海俞、肾俞，心肾阳虚者灸肾俞、关元或气海穴，每日 1 次，1 ～ 3 日为一疗程。

二、咳嗽

咳嗽是呼吸道疾病当中最常见的症状之一，是由于气管、支气管黏膜或胸膜受炎症、异物、物理或化学刺激引起的症状，是人体的一种保护性措施，具有清除呼吸道异物和分泌物的保护性作用。咳嗽分为外感咳嗽和内伤咳嗽。

（一）外感咳嗽

外感咳嗽是指感受外界六淫邪气即风、寒、暑、湿、燥、火引起的咳嗽。

1. 主穴　合谷、肺俞。

2. 配穴　列缺、中府、尺泽、大肠俞、天突。

3. 随症加减穴　①风寒者：加风门、百会。②风热者：加大椎、曲池。③咯血者：加孔最。④头痛者：加太阳。⑤痰多者：加太渊。

4. 方法　①毫针法：主穴、配穴、随症加减穴均可采用毫针法，风寒外感用平补法，风热外感用平泻法。②灸法：风寒外感者加用灸法，每日 1 次，1 ～ 3 日为一疗程。③推拿手法：用推法、拿法、按法、揉法、扫散法等复合手法。

（二）内伤咳嗽

内伤咳嗽是指由于脏腑功能失调，内伤及肺，肺气不清，失于宣降而上逆导致的咳嗽。

1. 主穴　肺俞、太渊。

2. 配穴　大肠俞、合谷、三阴交。

3. 随症加减穴　①痰湿阻肺者：加丰隆、阴陵泉。②肝火灼肺者：加行间、太冲。③肺阴亏虚者：加膏肓。④痰热蕴肺者：加尺泽、曲池。

4. 方法　①毫针法：主穴、配穴、随症加减穴均可采用毫针法，主穴用平补平泻法，配穴和随症加减穴按虚补实泻手法操作，每日1次，1～3日为一疗程。②灸法：痰湿阻肺者可以用隔姜灸法，也可以用温针灸法。

三、咯血

咯血是指气管、支气管和肺部组织出血，经过咳嗽动作从口腔排出的症状。咯血大多数由呼吸系统疾病引起，常见于支气管扩张、肺结核、严重的支气管炎和肺炎、肺癌、肺动脉高压等疾病。

1. 主穴　尺泽、肺俞。

2. 配穴　孔最、列缺、鱼际。

3. 随症加减穴　①肺热伤络者：加大椎、少商。②气滞血瘀者：加膈俞、膻中、内关。③阴虚火旺者：加行间、太溪、三阴交。④肝火犯肺者：加期门、太冲。

4. 方法　①毫针法：主穴、配穴、随症加减穴均可采用毫针法，主穴用平补平泻法，配穴用泻法，肺脾气虚者用补法，每日1次，1～3日为一疗程。②子午流注低频电经穴刺激法：有凝血功能异常、恐惧针刺者，可在选定的穴位上用无创的子午流注低频电刺激法，每次20～30分钟，每日1次，1～5日为一疗程。

第六节　其他病症穴位处方与治疗方法

一、原发性高血压

原发性高血压是以血压升高为主要临床表现，伴有或不伴有多种心血管危险因素的综合征。原发性高血压的病因尚不完全明确，一般认为是一种遗传和环境共同作用的多因素影响的疾病。

1.主穴　曲池、百会。

2.配穴　阳陵泉、三阴交、足三里、合谷、风池。

3.随症加减穴　①肝阳上亢者：加期门、太冲、内关。②失眠焦虑：加神门、四神聪。

4.方法　①毫针法：主穴、配穴、随症加减穴均可采用毫针法。针刺手法：百会、四神聪平刺，其他穴位直刺；实证用泻法，虚证用补法。透针：内关透外关，曲池透少海。隔日1次，7次为一疗程。②推拿手法：用点、揉、按复合手法，力度从轻到重，再从重到轻，以患者能够耐受为度，每个穴位点、揉、按2～3分钟，每日1次，7～10日为一疗程。

二、轻、中度发热

轻度发热是指体温在37.3～38℃者；中度发热是指体温在38.1～39℃者。发热分为实证和虚证。

（一）实证

1. 主穴 大椎、曲池。

2. 配穴 十二井、合谷、外关。

3. 随症加减穴 ①肺热炽盛者：加少商、尺泽及耳尖。②湿热内蕴者：加阳陵泉、阴陵泉。③肝气郁结者：加期门、章门、太冲。④热入营血者：加委中、中冲、内关、十宣。

4. 方法 ①毫针法：主穴、配穴、随症加减穴均可采用毫针法，进针得气后，各穴均用泻法，每日1次，1～3日为一疗程。②点刺放血法：大椎、十二井、十宣、少商、尺泽、曲池及耳尖可用点刺放血法。③手指点穴法：用王不留行贴在耳部穴位，用手指点按约2分钟，或120下左右。

（二）虚证

1. 主穴 足三里、关元。

2. 配穴 三阴交、气海。

3. 随症加减穴 ①阴虚发热者：加肝俞、肾俞、膏肓。②阳虚发热者：加大椎、肾俞、命门。③气虚发热者：加脾俞、三焦俞。④血虚发热者：加膈俞、脾俞、太冲、血海。

4. 方法 毫针法：主穴、配穴、随症加减穴均可采用毫针法，进针得气后施以补法，留针30分钟。每日1次，1～3日为一疗程。

三、顽固性呃逆

顽固性呃逆是指胃气上逆动膈，喉间呃呃作声，声音短而频，持续呃逆超过48小时者。呃逆主要是由于膈肌、膈神经、迷走神经和中枢神经受到刺激引起的膈肌痉挛。

1. 主穴 耳中穴、膈俞。

2. 配穴 内关、中脘、膻中、印堂、攒竹、合谷。

3. 随症加减穴 ①气机郁滞者：加太冲、期门、涌泉。②正气亏虚、摄纳失职者：加神阙、气海。③胃阴不足者：加三阴交、阴陵泉、内庭、胃俞。④脾胃阳虚者：加脾俞、胃俞、足三里、公孙，并用温针。⑤胃中寒凉者：加足三里、上巨虚，并用温针。

4. 方法 ①毫针法：以任脉、膀胱经、足阳明经穴为主，各穴平补平泻，每日 1 次，留针 30 分钟，7～10 日为一疗程。可加温针灸，以温中益气、降逆止呃。②督脉灸：阳虚体寒者行督脉灸，祛寒补阳，每周 1～2 次，4～6 次为一疗程。③手指点穴法：用王不留行贴在耳部穴位，用手指点按约 2 分钟，或 120 下左右。

四、癌性疼痛

癌性疼痛是指癌症患者所伴有的疼痛，包括肿瘤直接造成的疼痛和间接造成的疼痛。其中直接造成的疼痛主要为肿瘤压迫造成的疼痛，其次是肿瘤侵犯造成的疼痛，最严重的疼痛是肿瘤转移造成的疼痛。

1. 主穴 三阳络、阿是穴。

2. 配穴 梁丘、内关、合谷、血海、足三里。

3. 随症加减穴 ①颈项痛：加列缺、风池、大椎。②腹痛：加三阴交、中脘、气海、大横。③背痛：加身柱、天宗、悬钟。④腰痛：加肾俞、委中、外关。

另外，可根据患病脏腑增加相应的穴位，如肺癌可选加肺俞、中府；肝癌可选加期门、肝俞、关元；食管癌可选加上脘、天突；直肠癌可选加大肠俞、小肠俞、天枢、关元；宫颈癌可选加归来、曲骨、命门、关元俞；骨转移癌可选加肾俞、三阴交。

4.方法　①毫针法：主穴、配穴、随症加减穴均可采用毫针法，主穴以虚补实泻法，配穴和随症加减穴用平补平泻法，每日 1 次，留针 20 ～ 30 分钟，3 ～ 7 日为一疗程。针刺对轻、中度疼痛的疗效较好，强刺激与长留针能增强镇痛效应及延长镇痛时间。②子午流注低频电经穴刺激法（图 18-9）：有凝血功能异常、恐惧针刺者，可在选定的穴位上用无创的子午流注低频电刺激法，每次 20 ～ 30 分钟，每日 1 次，3 ～ 7 日为一疗程。

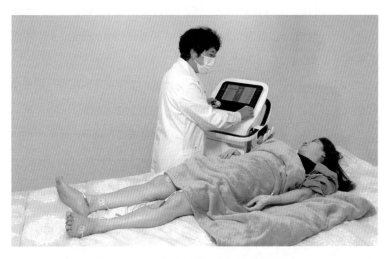

图 18-9　子午流注低频电经穴刺激法

主要参考文献

［1］ 吴梦玮.中医临床适宜技术在治未病中心的应用［J］.中国医药科学，2020，10（15）：65-70，81.

［2］ 耿引循.实用砭石疗法［M］.北京：学苑出版社，2007.

［3］ 闫晓宇.中医药外治疗法发展史概述［J］.中国中医药信息杂志，2008（S1）：86-87.

［4］ 吴自强.中医外治法简史［J］.中医外治杂志，1993，3（2）：1-4.

［5］ 江秋蕊.创新医疗服务中引入中医适宜技术的价值［J］.中医药管理杂，2020，28（5）：167-168.

［6］ 汪晓露，原爱红，原理.刺络拔罐放血疗法作用机理与临床应用研究进展［J］.新中医，2020，52（3）：128-130.

［7］ 石瑜，王鲽，吴志明，等.试论皇甫谧《针灸甲乙经》对腧穴学的贡献［J］.云南中医中药杂志，2018，39（3）：14-18.

［8］ 杨启琪.熏蒸疗法在鼻科的临床应用［J］.中医外治杂志，2002，11（1）：16-17.

［9］ 吴敦序.中医基础理论［M］.上海：上海科学技术出版社，1995.

［10］ 孙广仁.关于阴阳概念中的几个问题［J］.辽宁中医杂志，2000，27（12）：536-538.

［11］ 程国彭.医学心悟［M］.北京：中国中医药出版社，1996.

［12］ 张宇鹏.论象思维在构建中医理论体系中的作用［J］.中国中

医基础医学杂志，2015，21（2）：117–119.

［13］ 张宇鹏."象"的观念与藏象学［J］.中国中医基础医学杂志，2012，18（9）：930–931.

［14］ 李明珠，詹杰，李思汉，等.从"气""象""器"论中医状态［J］.中医杂志，2021，62（2）：179–181.

［15］ 孟旭，赵吉平，程璐，等.中医时间节律在针灸临床中的应用［J］.中医杂志，2020，61（4）：311–314.

［16］ 杨继洲.针灸大成［M］.北京：人民卫生出版社，2006.

［17］ 李爽姿，王勤明.对五运六气学说的逻辑思考［J］.中华中医药杂志，2021，36（10）：5750–5753.

［18］ 王金才，王亚锋，高泉，等.基于八卦纳甲法与子午流注纳甲法的首开穴及补泻规则解析［J］.按摩与康复医学，2020，11（19）：33–35，38.

［19］ 田丙坤，邢玉瑞.皇甫谧《针灸甲乙经》研究进展［J］.中国针灸，2014，34（11）：1135–1140.

［20］ 孙世发.名方配伍分析与应用［M］.郑州：河南科学技术出版社，2019.

［21］ 陈绍红.临床中药学［M］.济南：山东科学技术出版社，2019.

［22］ 邢桂琴.中药汤剂煎服必读［M］.北京：中医古籍出版社，2018.

［23］ 刘宗起.从"十八反、十九畏"看中药的配伍禁忌［J］.内蒙古中医药，2015，34（8）：92–93.

［24］ 杨蓉，郑虎占.中药煎煮法的现代研究概况［J］.中国医药科学，2012，2（17）：44–46.

［25］ 高学敏.中药学［M］.第2版.北京：中国中医药出版社，

2016.

　　［26］　葛洪.肘后备急方［M］.天津：天津科学技术出版社，2015.

　　［27］　王绍霞，王红，张怀宝.肿瘤相关病症中医外治手册［M］.郑州：河南科学技术出版社，2016.

　　［28］　李灿东，吴承玉.中医诊断学［M］.北京：中国中医药出版社，2015.

　　［29］　毋桂花.穴位注射［M］.北京：科学出版社，2016.

　　［30］　石学敏.石学敏针刺手法［M］.福州：福建科学技术出版社，2010.

　　［31］　周兰，黎铭玉，周巍，等.腧穴定位法探究［J］.湖南中医杂志，2020，36（12）：111-112.

　　［32］　贾荣曼.三种腧穴定位法［J］.中医健康养生，2020，6（3）：76.

　　［33］　郑魁山.针灸集锦［M］.兰州：甘肃科学技术出版社，1988.

　　［34］　李灿东.中医诊断学［M］.北京：中国中医药出版社，2016.

　　［35］　张伯礼，吴勉华.中医内科学［M］.北京：中国中医药出版社，2017.

　　［36］　毛以林.分部经络辨证理论与实践［M］.北京：中国中医药出版社，2021.

　　［37］　李枣，李丽，徐菲，等.浅析经络辨证五步法［J］.针灸临床杂志，2022，38（4）：80-85.

　　［38］　李德华，李季，叶小琪，等.悬灸早期介入治疗急性期贝尔麻痹疗效评价［J］.中国针灸，2020，40（2）：123-128.

　　［39］　张亚楠，狄艳微，周莉淋，等.隔姜灸应用于各系统疾病的研究进展［J］.中西医结合护理（中英文），2020，6（10）：157-160.

　　［40］　詹明洁，严航，金红梅.隔附子饼灸关元治疗产后身痛临床

研究［J］.新中医，2021，53（4）：128-131.

［41］ 王泽坤，阎莉，傅立新.隔蒜灸辅助治疗慢性尿潴留验案1则［J］.中国民间疗法，2019，27（20）：94-95.

［42］ 黄海龙.神阙穴隔盐灸辅治睡眠障碍的疗效观察［J］.内蒙古中医药，2019，38（8）：124-125.

［43］ 丁秋月，韩叶芬，唐静，等.督脉灸疗法在妇科疾病中的应用进展［J］.中西医结合护理（中英文），2020，6（10）：151-154.

［44］ 陈兴良，陈敏.艾盒灸为主治疗周围性面瘫42例［J］.中医外治杂志，2013，22（3）：10-11.

［45］ 李雪梅，任奎羽，沈琦佳，等.麦粒灸治疗类风湿关节炎的临床进展及展望［J］.时珍国医国药，2020，31（4）：929-931.

［46］ 王志磊，张娟，杜冬青，等.脐灸疗法治疗消化系统疾病的现状与探讨［J］.辽宁中医杂志，2021，48（11）：211-214.

［47］ 石刚，柴进华，阮昌选，等.应用CT观察直刺背俞穴的安全深度［J］.中国中医药现代远程教育，2017，15（22）：123-124.

［48］ 傅云其，赵杰，陈登，等.长毫针深斜刺关元穴治疗尿潴留临床观察［J］.上海针灸杂志，2020，39（2）：212-215.

［49］ 林祺，周文珠，王悦，等.排针平刺法治疗头痛［J］.中国针灸，2020，40（11）：1193-1197.

［50］ 李亚杰，田佩洲，杨发明.水针疗法治疗腰椎间盘突出症研究概况［J］.山西医药杂志，2020，49（12）：1501-1503.

［51］ 陈世龙，丁勇，徐勤磊，等.温针扶阳在膝骨关节炎治疗中的临床应用［J］.中国中医药现代远程教育，2020，18（7）：93-95.

［52］ 喻仁宇，陈颖，林万庆.穴位埋线联合饮食运动治疗脾虚湿阻型单纯性肥胖的疗效［J］.中国现代医生，2021，59（28）：96-99.

［53］ 刘薇，皮敏，李海馨.火针治疗肩关节周围炎Meta分析［J］.

陕西中医，2020，41（12）：1838-1842.

［54］孔先云，陈祖琨，杜洋洋，等.吴茱萸穴位贴敷临床应用研究现状［J］.光明中医，2022，37（13）：2332-2336.

［55］韩守旭，李霏，崔丰收，等.中药泡洗分型治疗糖尿病足临床观察［J］.中医药临床杂志，2017，29（11）：1916-1918.

［56］童平平，罗慧南.中药灌肠在慢性盆腔炎患者中的应用效果［J］.医疗装备，2021，34（2）：115-117.

［57］王娟，盘雪娇.中药湿热敷与冷敷对病毒性面神经炎疗效对照观察［J］.临床医药文献电子杂志，2020，7（36）：2.

［58］许敏华，朱延涛，贾黎华.中药溻渍法临床应用研究进展［J］.新中医，2019，51（4）：59-62.

［59］李欣龙.中药熏蒸法治疗膝关节骨性关节炎的临床研究［J］.中西医结合心血管病电子杂志，2018，6（34）：171.

［60］翟晓慧.中药硬膏热贴敷辅助治疗糖尿病肾病（脾肾阳虚证）的临床观察［J］.中国民间疗法，2020，28（14）：56-57.

［61］叶涛.经穴磁电疗法治疗骨质疏松性胸腰椎椎体骨折疗效观察［J］.上海针灸杂志，2012，31（12）：910-911.

［62］张彩虹，顾炜萍.中药离子导入在气虚血瘀型糖尿病周围神经病变患者中的应用［J］.中华现代护理杂志，2021，27（2）：245-250.

［63］梁锦业，林月群，毕兴林，等.拔火罐对3种毒蛇咬伤患者局部症状的改善作用［J］.中医临床研究，2020，12（19）：56-60.

［64］刘奇，贾小飞，李静，等.煮罐闪火法的操作方法改进［J］.中国民间疗法，2012，20（2）：12-13.

［65］周敏.针刺联合真空抽气罐腹部走罐治疗代谢综合征腹型肥胖51例［J］.中医研究，2021，34（6）：39-41.

［66］杨昆鹏，田国杰.针罐治疗腰椎间盘突出症临床体会［J］.实

用中医药杂志，2020，36（6）：808-809.

［67］　郭鹏远，刘鹏.刺血拔罐治疗腰三横突综合征临床观察［J］.实用中医药杂志，2019，35（8）：1013-1014.

［68］　陈凤鸣，屈玉华，毛丹.循经刮痧法治疗功能性便秘的临床观察［J］.中国民间疗法，2020，28（22）：38-40.

［69］　张琳钧，权国昌，冯学祯.耳尖刺络放血在慢病防治中的经验概述［J］.中国中医药现代远程教育，2021，19（9）：206-208.

［70］　邹春艳，马琳琳.中药蜡疗在手外伤术后手功能康复中的应用［J］.实用手外科杂志，2020，34（3）：365-366.

［71］　秦谊，胡晓玲，郑媛媛，等.电热砭石温熨疗法对颈性眩晕临床疗效观察［J］.中医药学报，2020，48（4）：50-53.

［72］　计进伟.耳穴贴压治疗单纯性肥胖症31例［J］.中医外治杂志，2020，29（4）：3.

［73］　梁繁荣，王华.针灸学［M］.第4版.北京：中国中医药出版社，2020.

附录：常用穴位歌诀及人体经穴图

一、四总穴歌

肚腹三里留，腰背委中求，
头项寻列缺，面口合谷收。

二、五输穴歌

少商鱼际与太渊，经渠尺泽肺相联；
商阳二三间合谷，阳溪曲池大肠牵；
厉兑内庭陷谷胃，冲阳解溪三里连；
隐白大都足太阴，太白商丘并阴陵；
少冲少府属于心，神门灵道少海寻；
少泽前谷后溪腕，阳谷小海小肠经；
至阴通谷束京骨，昆仑委中膀胱焉；
涌泉然骨与太溪，复溜阴谷肾经传；
中冲劳宫心包络，大陵间使曲泽连；
关冲液门中渚焦，阳池支沟天井言；
窍阴侠溪临泣胆，丘墟阳辅阳陵泉；
大敦行间太冲看，中封曲泉属于肝。

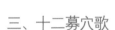

三、十二募穴歌

> 大肠天枢肺中府，小肠关元心巨阙，
> 膀胱中极肾京门，肝募期门胆日月，
> 胃中脘兮脾章门，包膻三焦石门穴。

四、下合穴穴歌

> 大肠下合上巨虚，小肠下合下巨虚，
> 膀胱委中胆阳陵，三焦委阳胃三里。

五、人体经穴图（附图 1 至附图 5）

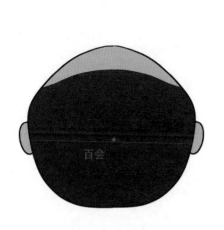

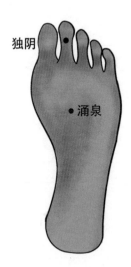

附图 1　人体经穴图（头顶）　　附图 2　人体经穴图（足底）

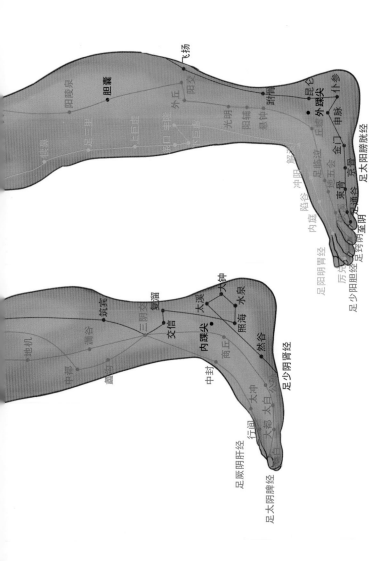

附图 5 人体经穴图（侧面）

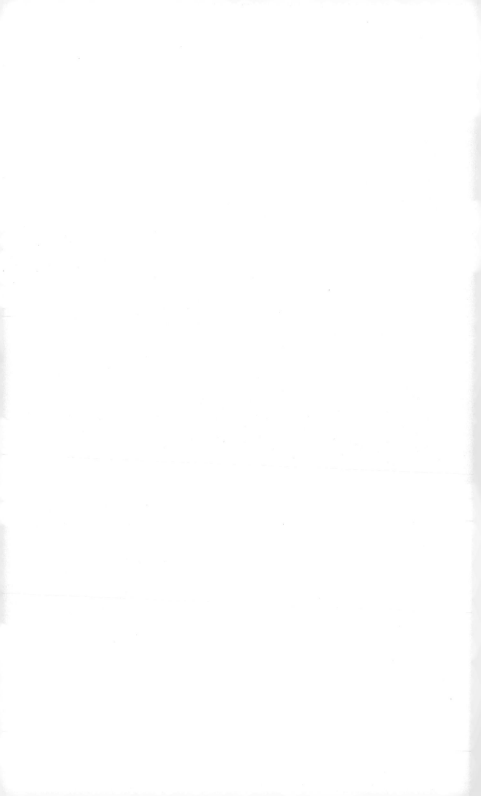